6–12 Jahre

Stottern bewegt

Ein bewegungsorientierter Ideenpool für die direkte Stottertherapie

Peter Beckert, Wolfgang G. Braun, Patrizia Willi
Illustrationen Mariona Zeich

chubi
PraxisBuch

für Silvana, Noa und Jannis

Dieses Therapiematerial ist in Kooperation mit der Interkantonalen Hochschule für Heilpädagogik (HFH) Zürich entstanden. Wir danken den Autoren und der Autorin sowie Wolfgang G. Braun, Dozent im Studiengang Logopädie der Hochschule für Heilpädagogik Zürich, für die gute Zusammenarbeit.

HfH
Interkantonale Hochschule für Heilpädagogik Zürich

Wo immer möglich, haben wir geschlechtsneutrale Personenbezeichnungen verwendet. In einigen Fällen war dies nicht möglich, weshalb wir uns dort für das in dieser Personengruppe überwiegende Geschlecht respektive wechselnde Geschlecht entschieden haben. Selbstverständlich sind mit den geschlechtsspezifischen Formulierungen aber immer beide Geschlechter gemeint.

CH-8207 Schaffhausen

service@schubi.com
www.schubi.com

1. Auflage 2012
ISBN: 978-3-86723-302-6

No 130 10

ABSTRACT

„Stottern bewegt" – ein bewegungsorientierter Ideenpool für die Therapie mit stotternden Schulkindern

Der Ideenpool „Stottern bewegt", der in der direkten Stottertherapie mit sechs- bis zwölfjährigen Schulkindern Anwendung findet, ist eine methodenkombinierte Sammlung von Therapieideen, die in der Einzel- sowie Gruppenarbeit einsetzbar ist. Er bietet Logopädinnen und Sprachtherapeuten nach einer kompakten Einführung in die Thematik einen vielfältigen Materialfundus. Der Ideenpool soll das therapeutische Repertoire von Fachpersonen erweitern und Sicherheit sowie Kreativität in der reizvollen und spannenden Arbeit mit stotternden Kindern und Jugendlichen vermitteln.

Die symptombezogene Arbeit ist unter dem Begriff Non-Avoidance bekannt und meint das Erlernen eines lockeren Stotterns sowie eines gelassenen Umgangs mit dem eigenen Stottern. Inhalte von Fluency Shaping-Programmen fördern mittels Veränderung der Sprechweise ein flüssiges Sprechen. Neben der Kombination dieser beiden Ansätze stellt die Bewegung als unterstützendes Element von Lerninhalten einen zentralen Aspekt dieser Sammlung dar.

Den Stottertherapeutinnen wird eine Fülle von leicht umsetzbaren und altersentsprechenden Therapieideen vorgestellt. Die Sammlung ist klar strukturiert und ermöglicht so einen guten Überblick sowie einen schnellen Zugriff auf die jeweiligen Übungen.

Der Ideenpool basiert auf einer Abschlussarbeit (Bachelorthese) an der Interkantonalen Hochschule für Heilpädagogik HfH Zürich, Studiengang Logopädie, von Peter Beckert und Patrizia Willi. In einem weiteren Prozess wurden die Erfahrungen des Betreuers der These, Wolfgang G. Braun, Dozent HfH Zürich und langjähriger Leiter des Stottercamps „Stotterc*h*amp", eingebaut.

„Stottern bewegt" ist von einer ressourcenorientierten Haltung geprägt.

Die Ziele lassen sich wie folgt aufzeigen:

- Stottern soll als ein Teil der Persönlichkeit angenommen und offen thematisiert werden,
- ein selbstbewusstes angstfreies (Rest-)Stottern soll angestrebt werden,
- ein kontrollierter Umgang mit plötzlich auftretenden Blockierungen soll vermittelt werden,
- fließendes Sprechen soll angeregt werden,
- das Therapiegeschehen soll von Freude, Bewegung, Kleinschrittigkeit und einer kindgerechten Herangehensweise geprägt sein und
- die Sozialkompetenz und ein lustvolles Miteinander sollen unterstützt werden.

Autorenteam

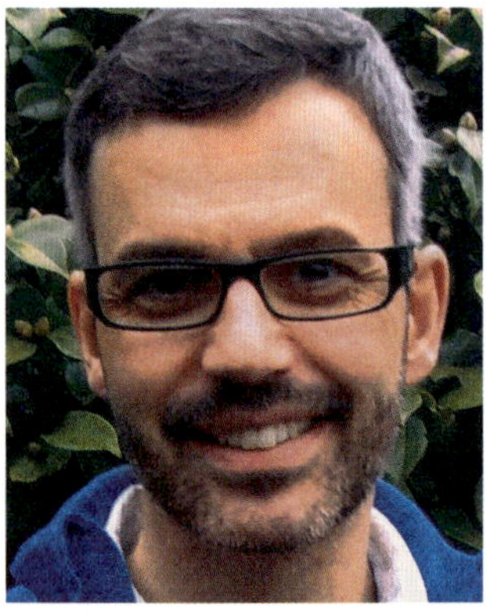

Peter Beckert
Nach kaufmännischer Lehre und Berufstätigkeit 1990 Primarlehrerdiplom am Kantonalen Lehrerinnen- und Lehrerseminar Luzern. Langjährige Unterrichtserfahrung in allen Stufen der Primarschule sowie im Erwachsenenbereich (Deutsch als Zweitsprache). Seit 2010 Diplom-Logopäde (Bachelor Studiengang an der Hochschule für Heilpädagogik Zürich).

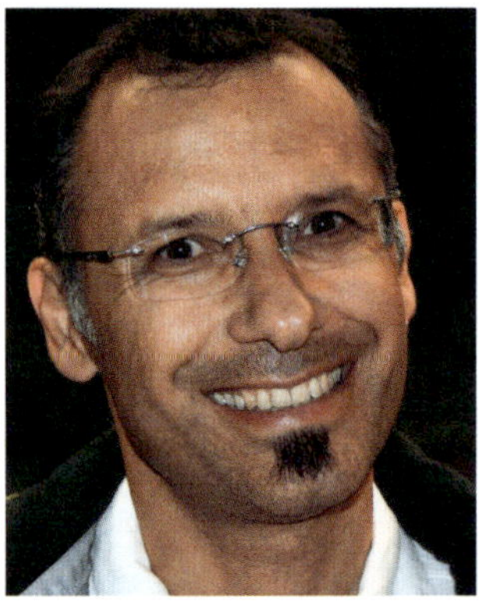

Wolfgang G. Braun
Dozent im Studiengang Logopädie der Hochschule für Heilpädagogik Zürich mit den Arbeitsschwerpunkten Prävention und Störungen der Rede. Ferner Leiter des Logopädischen Dienstes Mittelrheintal (CH). Mitentwicklung von therapeutischem Material (Trialogo „Plappersack") und Autor von Veröffentlichungen (u. a. Ernst Reinhardt Verlag). Leitung des Stottercamp „Stotterc*h*amp – Gestärkt quer in der Landschaft stehen".

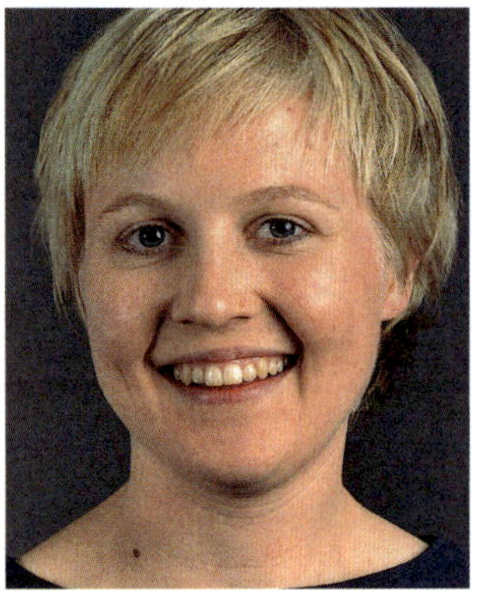

Patrizia Willi
Ausbildung am Kantonalen Lehrerinnen- und Lehrerseminar Rickenbach SZ. Von 2002 bis 2010 Primarlehrerin in Goldau, Unterrichtstätigkeit in verschiedenen Stufen. Teilzeitstudium der Logopädie an der Hochschule für Heilpädagogik Zürich von 2007 bis 2011.

Vorwort

In den 70er Jahren gab es im anglo-amerikanischen und deutschsprachigen Raum nur wenige Konzepte für stotternde Kinder, die pädagogisch und didaktisch kindgerecht waren. Die meisten waren für Erwachsene konzipiert, die anschließend für Kinder modifiziert wurden. 1973 hatte ich das Glück, als junge Logopädin und angehende Kinderpsychotherapeutin mit einem ganzen Team neue Herangehensweisen für die Behandlung von stotternden Kindern und Jugendlichen zu entwickeln. Dabei entstanden neue Konzepte für stotternde Kinder, darunter spieltherapeutische, bewegungs- und kunsttherapeutische Ansätze in Einzeltherapien und in Gruppen sowie Müttergruppen. Der Erfolg dieser Konzepte für Therapie und Ausbildung, deren gemeinsame Nenner Interaktion, Bewegung, Kreativität und Handlung waren, zeigte bereits den damaligen großen Bedarf an kind- und altersgeechten Therapieansätzen.

In der Zwischenzeit hat sich viel getan in diesem Bereich. Es ist nicht mehr ganz einfach, eine ganz neue Nische für ein Praxisbuch zu finden. Den Autoren dieser Publikation ist es dennoch gelungen, ein bereicherndes und innovatives Buch für die Praxis der Therapie des kindlichen Stotterns vorzulegen.

Zunächst einmal sollte ein Buch in der Landschaft bestehender Konzepte etwas Neues beitragen, eine Leitidee haben. Durch die Verbindung zwischen Bewegung, Symbol und Sprachfluss wird hier ein origineller Zugang vorgestellt. Ein therapeutisches Buch über das Stottern sollte heutzutage auch eine anerkannte, transparente theoretische Anbindung haben und sich innerhalb der wichtigsten Bereiche der Persönlichkeitsbildung bewegen, wie Selbstsicherheit, Akzeptanz des Rest-Stotterns, Enttabuisierung des Stotterns im Gespräch, Entspannung und erlernter Sprechtechniken. Die beiden anerkannten Richtungen in der Stottertherapie bewegen sich zwischen Fluency Shaping und Non-Avoidance-Techniken. Ganz „up to date" ist die Kombination dieser beiden Techniken. Das aktuelle Klassifikationssystem ICF fordert eine therapeutische Berücksichtigung von Kontextfaktoren und des Aspektes Partizipation/Teilhabe - Gruppensettings bieten hierbei vielfältige Ansatzpunkte. Last but not least, sollte ein Buch ansprechend und übersichtlich strukturiert sein, um die Anwendung zu erleichtern.

Genau diese Anforderungen erfüllt das vorliegende Praxisbuch. Die Zusammenstellung äußerst ansprechender, praxiserprobter und theoriegeleiteter Ideen liefert Impulse zur Gestaltung und Durchführung von Therapien im klinischen Bereich wie in der logopädischen Praxis. Die kindgerechten Attribute, die das Praxisbuch ausmachen, kann man wie folgt benennen: Alle Übungen werden für die Kinder als Symbolhandlungen präsentiert, verdeutlicht als Tier-Identifikationsfiguren. Sie sind interaktiv konzipiert, das gesamte kommunikative Verhalten des Kindes aufbauend. Außerdem sind die Übungen bewegungsorientiert und vor allem wecken sie die natürliche Lust, Freude und Neugier der Kinder, weit weg von jeglichem Übungszwang!

Es bleibt nur noch den anwendenden Therapeutinnen und den spielend-übenden Kindern viele vergnügliche und lehrreiche Stunden zu wünschen.

Prof. Dr. Nitza Katz-Bernstein, Schaffhausen 2011

Danksagung

Jürgen Kohler (HfH Zürich) und Karl Schneider (MA Freiburg) für über zehn Jahre inspirierender Zusammenarbeit im Stottercamp – ich habe viel von Euch lernen dürfen!

Der interkantonalen Hochschule für Heilpädagogik Zürich, die das Camp „Stotterc*h*amp - Gestärkt quer in der Landschaft stehen" ermöglicht, für den kreativen Freiraum und das Vertrauen in die projektorientierte Lehre.

Prof. Dr. Helge Johannsen und Prof. Dr. Nitza N. Katz-Bernstein für wegweisende Inputs zu Zeiten des Berufseinstieges.

Den Studierenden der Schule für Logopädie Reichenau und der HfH Zürich, ohne die sich das Stottercamp in den letzten 10 Jahren nicht hätte weiterentwickeln können. Im Speziellen Patrizia Willi und Peter Beckert, auf deren Abschlussarbeit die vorliegende Publikation basiert. Die Zusammenarbeit mit Euch war sehr bereichernd!

All den Kindern und Jugendlichen sowie deren Eltern aus über 20 Jahren Stottertherapiebegegnung für die aktive Partizipation, das Vertrauen und die gemeinsame Freude über deren Entwicklungserfolge. Letztendlich auch Dank für die Einverständniserklärung für die in dieser Publikation veröffentlichten Fotos.

Wolfgang G. Braun, Zürich, Balgach im Januar 2011

Einleitung

Hauptintension

Die Verbindung von direkten kindgerechten Stottertherapiemethoden und Bewegung ist das Hauptanliegen unseres Ideenpools. Dabei ging es uns darum, zunächst motivierende Settings zu schaffen und andererseits trotz der Komplexität der Thematik alltagstaugliche Praxisinstrumente vorzustellen. Fundament des Ideenpools ist die Bewegung in Kombination mit den beiden Therapieansätzen Non-Avoidance und Fluency Shaping. Es gilt festzuhalten, dass wir bis auf wenige Ausnahmen bezüglich der Verbindung von Non-Avoidance und Bewegung Neuland betreten haben.

Konkrete Vorschläge für die bewegungsorientierte Arbeit in der Stottertherapie

In der aktuellen Stottertherapieliteratur für Kinder und Jugendliche werden die Methodenkombination (vgl. Hansen und Iven 2002, Ochsenkühn & Thiel 2004) sowie der offene Umgang mit dem Stottern (vgl. Sandrieser & Schneider 2008, Decher 2006) propagiert – beiden Denkweisen wird der Ideenpool „Stottern bewegt" gerecht. Unser Ideenpool soll konkrete, methodisch-didaktisch begründete Praxisideen liefern sowie vorhandene Therapieinhalte weiterentwickeln, um Bewegungsaspekte zu erweitern und somit die Arbeit mit stotternden Schulkindern zu bereichern. Er fokussiert die Therapiebausteine Stottermodifikation und Fluency Shaping. Neben diesen beiden Elementen haben Bausteine wie Bezugspersonenarbeit, Verbesserung der sprachlichen Fähigkeiten im Sinne einer Schaffung von Voraussetzungen für fließendes Sprechen, die direkte Arbeit an Gefühlen und Einstellungen gegenüber dem Stottern sowie die Förderung motorischer Fähigkeiten eine klare Berechtigung.

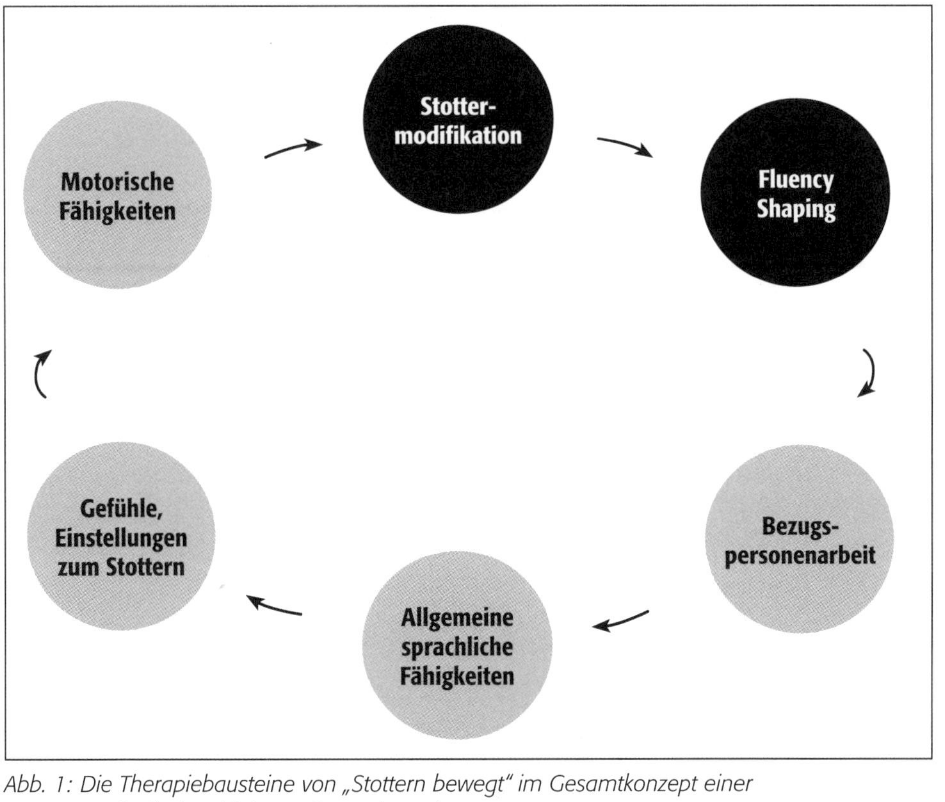

Abb. 1: Die Therapiebausteine von „Stottern bewegt" im Gesamtkonzept einer methodenkombinierten Stottertherapie

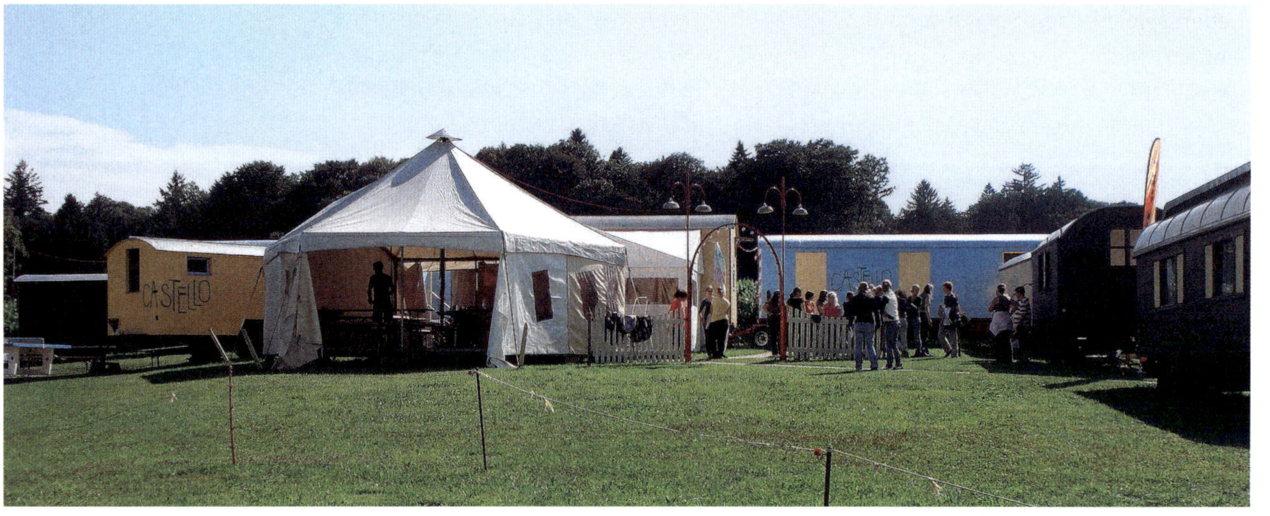

■ *Stotterintensivtherapie auf einem Zirkusgelände*

Das kindliche Bewegungsbedürfnis nutzen

Die Verknüpfung von Lerninhalten und Bewegung ist sinnvoll und wissenschaftlich abgesichert. Dies belegen u. a. Untersuchungen von Renate Zimmer. „Neugierde und Bewegungsfreude, Bewegungsdrang und Spieltrieb, Spontaneität und Anstrengungsbereitschaft sollten daher im Sinne einer kindorientierten Bewegungserziehung genutzt werden" (vgl. Zimmer, 2005a, S. 163ff, zit. nach Zimmer, 2006, S. 9). Dass ihre Forschungsergebnisse durchaus auch für ältere Kinder Gültigkeit haben, lässt sich mit folgender Aussage belegen: „Die Mittelstufe (3. bis 6. Klasse) gilt als das eigentliche ‚Geschicklichkeitsalter': Hier lernen die Kinder auch komplexe Bewegungen schnell und leicht. Die sensible Phase für das Bewegungslernen dauert bis zum puberalen Wachstumsschub an." (Stocker, 1998, S. 7).

*Erfahrungen Stotterintensivtherapiewoche „Stotterc**h**amp'*

Viele der Ideen wurden im Rahmen der Stotterintensivtherapiewoche „Stotterc**h**amp – Gestärkt quer in der Landschaft stehen" (www.hfh.ch/stottercamp) generiert und erprobt. Die außergewöhnliche Therapiewoche für stotternde Jugendliche feierte 2010 ihr 10-jähriges Jubiläum. Sie ermöglicht den Teilnehmenden aus der Schweiz, Österreich und Deutschland eine Woche der Auseinandersetzung mit sich, mit der Natur und mit ihrem Sprechen. Zusammen mit in gleicher Art Betroffenen und unter Betreuung fachkundiger Therapeuten wird das Leben größtenteils im Freien gestaltet. Die Jugendlichen schlafen in Zirkuswagen, und ein Zirkuszelt bietet Gelegenheit für Gruppenaktivitäten. Der Austausch mit anderen stotternden Jugendlichen, das Meistern von ungewohnten Situationen und die Auseinandersetzung mit dem eigenen Sprechen stärken das Selbstbewusstsein der jungen Menschen und ermöglichen den Jugendlichen einen neuen Umgang mit ihrer Kommunikationsstörung. Studierende der Logopädie und Psychomotoriktherapie betreuen die 11 bis 18-jährigen Jugendlichen individuell in einer Patenfunktion. Seit 2008 widmet sich das Camp unter Einbezug von Psychomotoriktherapeutinnen vermehrt der Thematik „Sprache und Bewegung". Die Therapiewoche am Bodensee kombiniert die Stottermodifikation im Sinne des „Nicht-Vermeiden-Ansatzes" mit Elementen des Fluency Shapings und psychomotorischen Angeboten, welche besonders auf bewegungsorientierte Gruppenangebote ausgerichtet sind.

Neben spielerischen Sprech- und Bewegungsübungen lernen die Teilnehmenden ihr Stottern besser zu akzeptieren und so ihren Angst- und Schamgefühlen entgegenzuwirken. Das Lager wird von der Interkantonalen Hochschule für Heilpädagogik HfH Zürich (CH) und der IB GIS Medizinische Akademie Freiburg, Schule für Logopädie (D) durchgeführt. Die Fotos im Theorieteil des Buches wurden größtenteils im Rahmen der Campwoche 2010 aufgenommen.

Im ersten nun folgenden Kapitel wird kompakt in das Thema Stottern eingeführt. Kapitel 2 setzt sich mit dem Themenkreis Redefluss und Bewegung auseinander und anschließend werden im Kapitel 3 die Grundgedanken, Leitideen und Tipps für die Umsetzung des Ideenpools aufgeführt. Im Kapitel 4 folgen dann die eigentlichen Übungsanregungen.

1. STOTTERN

In diesem Kapitel wird das Phänomen Stottern zusammenfassend beschrieben, seine wichtigsten Aspekte werden angesprochen und es wird auf die für den Ideenpool relevanten Therapieansätze eingegangen.

1.1 Definition

Einordnung

Stottern wird in den Bereich der Sprach- und Sprechstörungen eingeordnet und bezeichnet die unfreiwillige Unterbrechung des Redeflusses. Man unterscheidet zwei Formen des Stotterns: das idiopathische Stottern, das sich ohne offensichtlichen Anlass in der Kindheit entwickelt und erworbenes Stottern, das meist plötzlich im späteren Kindes- oder Erwachsenenalter beginnt. Im letzten Fall tritt es dann häufig als Begleiterscheinung von neurologischen Erkrankungen wie Aphasie, Dysarthrie oder Sprechapraxie (neurogenes Stottern) oder von psychischen Störungen (psychogenes Stottern) auf. Differenzialdiagnostisch muss Stottern von der Redeflussstörung Poltern, dem Mutismus sowie von einer Spasmodischen Dysphonie (zentrale Stimmstörung) abgegrenzt werden (vgl. Natke, 2005).

Differenzialdiagnostik

Definitionskomponenten

Abhängig vom wissenschaftlichen Zugang und dem Stand der Forschung unterscheiden sich Definitionen teilweise beträchtlich. Verschiedene Aspekte werden erwähnt und unterschiedlich stark gewichtet. Folgende Komponenten werden jedoch in verschiedenen Definitionen wiederholt erwähnt:

- Sprachliche Komponenten
- Motorische Komponenten
- Psychosoziale Komponenten

Individuelle Ausprägung

Dabei ist unbedingt zu bedenken, dass sich das Syndrom Stottern bei jedem Betroffenen individuell ausprägt (vgl. Ochsenkühn & Thiel, 2005).

1.2 Symptomatik

Unterscheidung entwicklungsbedingter Unflüssigkeiten – Stottern

Ein großer Prozentsatz der Kinder durchläuft in seiner Sprachentwicklung eine Phase des unflüssigen Sprechens. Diese Phase ist u. a. durch eine kurze Dauer, durch die Art der Symptomatik sowie die Reaktion des Kindes und des Umfeldes auf das Stottern gekennzeichnet. Der „RedeflussKompass Version 2.0" (vgl. Braun, Baumann, Boltshauser und Braun 2011) bietet Unterscheidungshilfen in der Erkennung von entwicklungsbedingten Unflüssigkeiten und beginnendem Stottern. „Normale Unflüssigkeiten werden zumeist von Zuhörern als unauffällig eingestuft .... Bei symptomatischen Unflüssigkeiten reagieren Zuhörer irritiert und bewerten ihr Auftreten als auffällig, auch wenn sie von kurzer Dauer sind" (Sandrieser & Schneider, 2008, S. 10).

Äußere Symptome

In Anlehnung an Van Riper unterscheidet Hörmann (1997) äußere und innere Symptome. Die äußeren Symptome werden in Primär- und Sekundärsymptome unterteilt.

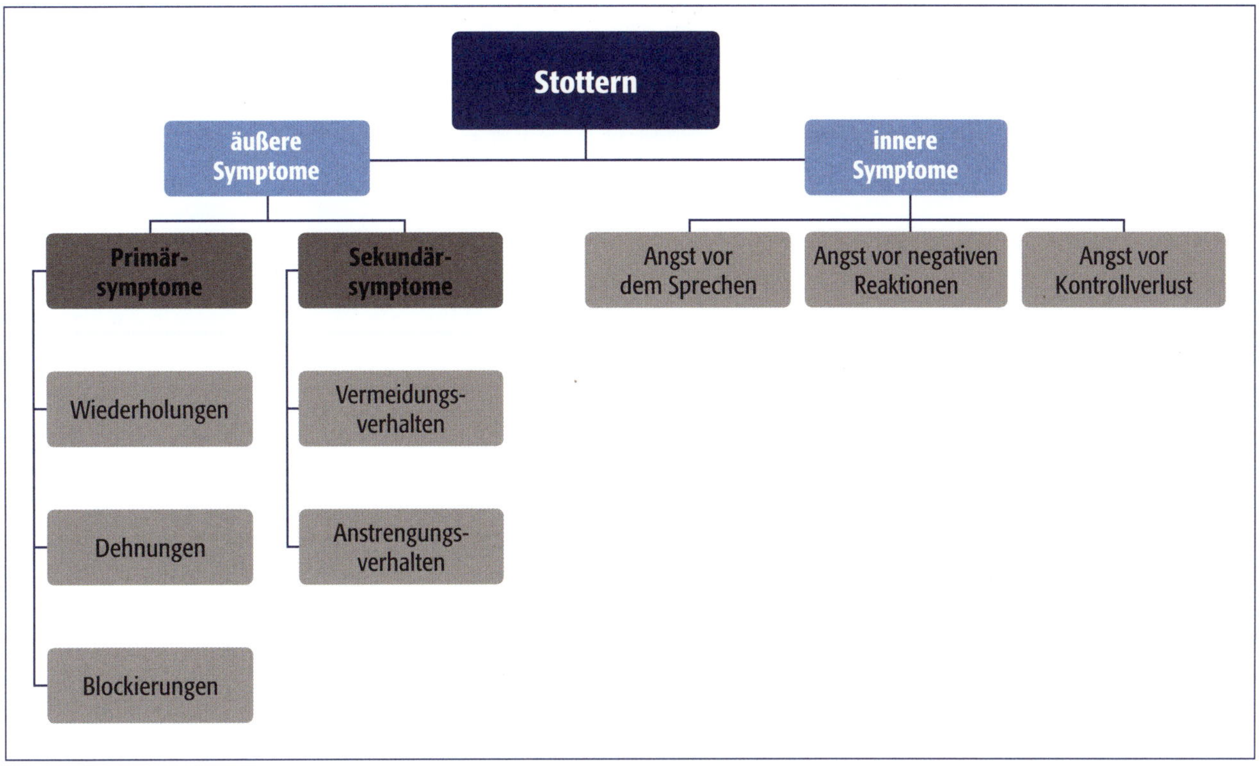

Abb. 2: Symptome des Stotterns im Überblick (Beckert & Willi, 2010)

Primärsymptomatik

Charles Van Riper prägte 1971 für Primärsymptome auch den Begriff Kernsymptome (core behaviour) und meinte damit unfreiwillige Blockierungen, Dehnungen von Lauten und Wiederholungen von Lauten und einzelnen Silben.

Sekundärsymptomatik

Sekundärsymptome sind als Folge von Primärsymptomen zu verstehen. Sandrieser und Schneider (2008, S. 11) bezeichnen Sekundärsymptome auch als Begleitsymptome und meinen damit „alle Erscheinungen ..., die zur Kernsymptomatik hinzukommen, meist Reaktionen auf die Kernsymptomatik." „Im Laufe der Zeit verselbständigen sich dann diese ursprünglich zur Bewältigung der Primärsymptomatik gedachten ... Verhaltensweisen immer mehr, bis sie schließlich das eigentliche Stotterproblem ausmachen" (Hörmann, 1997, S. 21).

Innere Symptome

Als innere Symptome bezeichnet Hörmann die Angst vor dem Sprechen sowie die Angst vor negativen Reaktionen des Umfeldes. „Noch mehr befürchtet er [der Stotternde, Anm. d. Verf.] aber vermutlich den mit den Stottersymptomen einhergehenden Verlust an Selbstkontrolle und die dabei erlebte Unfähigkeit zur Kommunikation" (Hörmann, 1997, S. 22). Damit wird deutlich, wie weitreichend Ausmaß und Folgen des Stotterns bzw. der inneren Symptome sind. Diese können sogar als Auslöser psychosozialer Einschränkungen bezeichnet werden.

1.3 Ursachen und Entstehungstheorien

Keine einheitlichen Ursachen

Für Eltern und Betroffene hat die Frage nach der Ätiologie eine hohe Bedeutung. Das „Warum ich?" respektive „Warum mein Kind?" beinhaltet meist Unsicherheiten, Schuldgefühle und Ohnmachtsgefühle. Beim Stottern handelt es sich nicht um ein einheitliches Störungsbild – jedes Kind hat sein eigenes Set von Dispositionen, auslösenden und aufrechterhaltenden Faktoren, die jedoch meist nicht vollständig erruierbar sind. Der allgemeine Forschungsstand zur Ursachenklärung ist noch sehr lückenhaft. „Alle bisherigen Untersuchungen zur Entstehung von Stottern konnten ... keine eindeutige Ursache aufzeigen" (Ochsenkühn & Thiel, 2005, S. 26). Es lassen sich in Anlehnung an Natke (2005) Hauptströmungen in den Erklärungstheorien des Stotterns herausfiltern, wobei wir an dieser Stelle auf drei Strömungen eingehen wollen:

Lerntheorien

Lerntheorien haben ihren Ursprung im operanten und klassischen Konditionieren, diese wurden dann durch kognitive Lerntheorien differenziert. Das Stottern wird hier als antizipierende Anstrengungsreaktion verstanden, das heißt, dass das Hauptproblem des Stotterns dessen Vermeidungsversuch darstellt. Decher (2006, S. 16) bringt mit folgender Aussage das Wesentliche dieser Theorien auf den Punkt: „Stottern ist die Angst vor dem Stottern." Charles von Riper prägte 1982 in diesem Zusammenhang die Formel „Stottern ist der Versuch nicht zu stottern".

Breakdowntheorien

Breakdown-Theorien bringen das Sprechen mit linguistischer Planung und Artikulation in Verbindung. Sie erklären das Phänomen Stottern mit dem Zusammenbruch des hoch automatisierten Sprechvermögens aufgrund einer Überlastung des Systems. Der Weg von der auditiven zur propriozeptiven sowie taktil-kinästhetischen Rezeption und Ausführung scheint beeinträchtigt zu sein.

Seit einigen Jahren dienen bildgebende Verfahren der Hirn- und Grundlagenforschung. Neef, Paulus und Sommer (2009, S. 129) berichten in ihrem Artikel u. a., „dass sowohl stotternde Erwachsene als auch stotternde Jugendliche in der weißen Substanz unterhalb der sensomotorischen Repräsentation der Artikulationsmuskulatur eine verminderte Konnektivität aufweisen." Wo die neurowissenschaftliche Forschung zurzeit steht, können wir nicht beurteilen. Wir vermuten aber, dass in Zukunft mit weiterführenden, aufschlussreichen und spannenden Ergebnissen zu rechnen ist.

Multifaktorielle Theorien

Multifaktorielle Theorien betrachten die Thematik aus idiografischer Sicht. Es geht mit der Aufteilung in disponierende, auslösende und aufrechterhaltende Faktoren weniger um eine Erklärung der Ursache, sondern mehr um die Systematisierung der Phänomenologie. Johannsen (2006) unterteilt physiologische, psycholinguistische und psychosoziale Faktoren, die interaktiv zueinander und mit dem Stottern in Beziehung stehen. **(▸ Abb. 3, siehe Seite 15).**

Anforderungs- und Kapazitätenmodell

In diese Theoriengruppe lässt sich auch das Anforderungs- und Kapazitätenmodell von Starkweather und Gottwald einordnen, welches zwar nicht als Ursachenmodell verstanden werden kann, mit dem sich aber sehr gut die Schwankungen im Auftreten der Symptomatik erklären lassen. **(▸ Abb. 4, siehe Seite 15).** Ein Ungleichgewicht entsteht, wenn die Anforderungen bei normalen Kapazitäten zu groß bzw. die Kapazitäten bei normalen Anforderungen zu klein sind. In der Situation des Ungleichgewichts kann das Stottern auftreten (vgl. Ochsenkühn & Thiel, 2005).

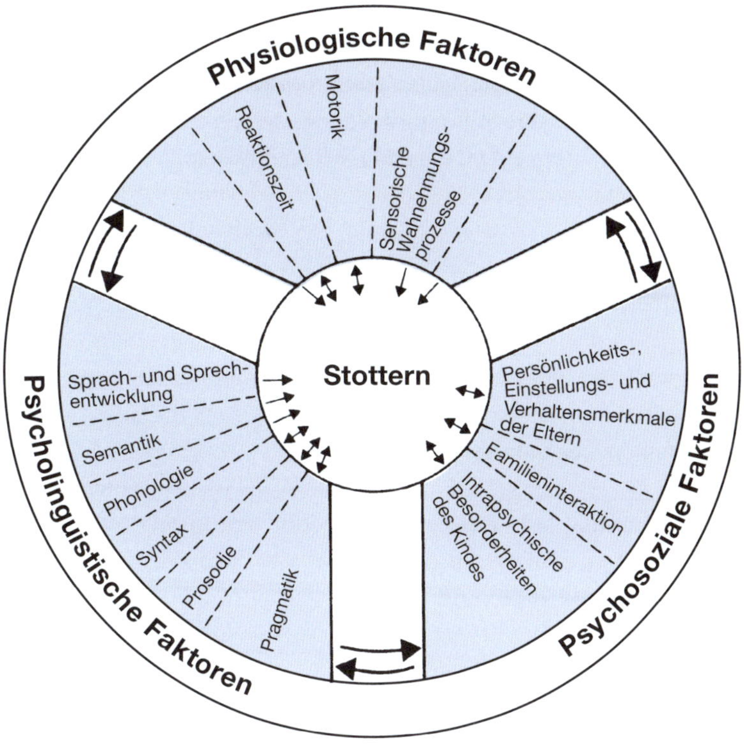

▶ *Abb. 3: Multifaktorielles Modell (aus Johannsen in Böhme, 2006, S. 99)*

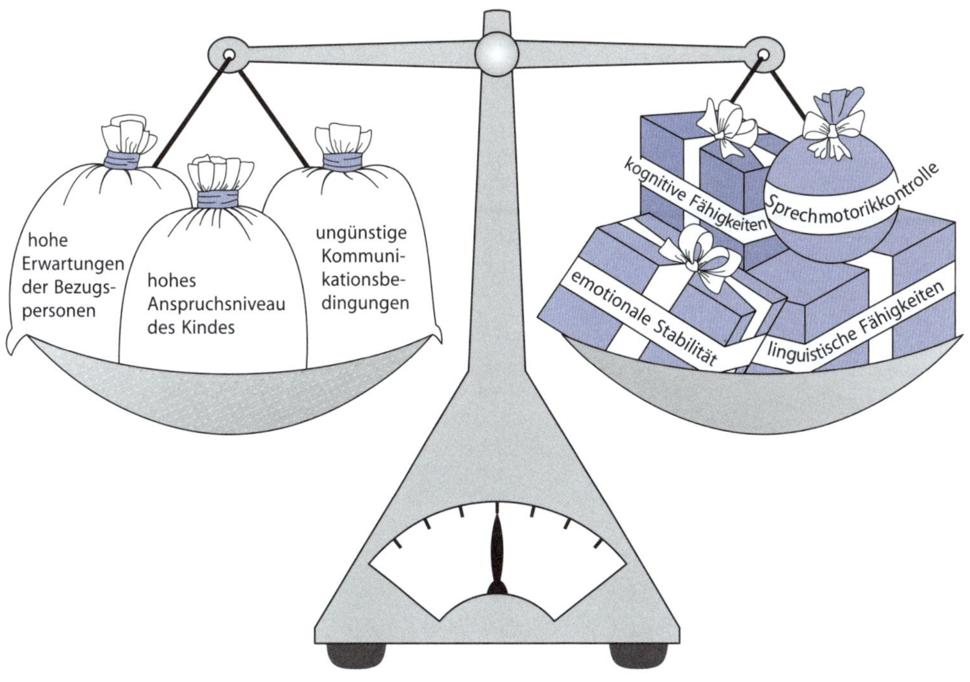

▶ *Abb. 4: Anforderungen und Kapazitäten für flüssiges Sprechen sind ausgeglichen (aus Ochsenkühn & Thiel, 2010, Abb 2.1, S. 23, Grafik von Sabine S. Hammer, Bad Vilbel, in Anlehnung an Johannsen und Johannsen, 1998, S. 483)*

Theorien, die das Stottern als eine neurotische Reaktion betrachten, spielen eine untergeordnete Rolle, da sie für die Behandlung des Stotterns aktuell kaum mehr relevant sind. Diese Theoriengruppe hat tiefenpsychologische Wurzeln und sieht als Ursache des Stotterns unbefriedigte unbewusste Bedürfnisse. Die Stottersymptome haben hier einen Bezug zu unbewussten Zielen und gelten als eine Art der Äußerung von Aggression oder Ausdruck frühkindlicher Entmutigung oder gestörter Beziehungen.

Stottern als neurotische Reaktion

1.4 Therapie

Berücksichtigt man die verschiedenen Bereiche und Aspekte des Syndroms Stottern bezüglich des Erscheinungsbildes und möglicher Ursachen, so werden auch therapeutische Interventionen in diverse Bereiche unterteilt.

Berücksichtigung der Komplexität

Als Fachperson muss man sich bewusst sein, dass nicht jedes Kind von Symptomen befreit werden kann. Vielmehr gilt es, realistische und erreichbare Therapieziele zu bestimmen (vgl. Sandrieser & Schneider, 2008) und

Drei Bereiche an Therapiezielen

- „aufrechterhaltende Bedingungen abzubauen,
- der Entwicklung von Begleitsymptomen vorzubeugen,
- Strategien für eine angemessene Kommunikation mit dem Stottern zu vermitteln" (Sandrieser & Schneider, 2008, S. 61).

Allgemeine Therapieprinzipien, wie sie Sandrieser und Schneider (2008) vorschlagen, dienen der „kind- und störungsbildgerechten Art der Vermittlung von Lerninhalten". Die zu berücksichtigenden Prinzipien sind im Folgenden stichwortartig aufgelistet und gelten als unabdingbare Leitlinien einer erfolgversprechenden Therapie:

Allgemeine Therapieprinzipien

- Modelllernen (Therapeutin macht jeweils vor.)
- Das Kind darf über das Verhalten der Therapeutin bestimmen. (Das Kind soll nicht überfordert werden und bereit sein, die Übung selbst durchzuführen.)
- Arbeit mit imitierendem, „künstlichem" Stottern vor der Arbeit am echten Symptom
- Anschauliche und konkrete Vermittlung
- Berücksichtigung des individuellen Lerntempos
- Konzentration nur auf eine Schwierigkeit zu einem Zeitpunkt
- Auswahl von motivierenden Sprechanlässen und Spielmaterialien
- Individuell geplanter Stundenablauf
- Üben im geschützten Raum
- Erlaubnis, Fehler zu machen
- Geeignete Hilfen (welche Art von Unterstützung braucht das Kind? Ist der Schweregrad der Übung angemessen?)
- Berücksichtigung der situationsabhängigen Variabilität des Stotterns
- Die Therapeutin/der Therapeut verhält sich in Bezug auf Therapieziele transparent und ehrlich (vgl. Sandrieser & Schneider, 2008).

Grundsätzlich lassen sich die zahlreichen Methoden der Stottertherapie in indirekte und direkte Vorgehensweisen unterteilen. Diese werden jedoch in der Behandlung sinnvollerweise miteinander kombiniert.

Indirekte Therapie

„Bei der indirekten Vorgehensweise wird … versucht, bestehende linguistische, psychische, motorische oder kognitive Defizite sowie familiäre Schwierigkeiten zu verbessern und somit auf den Redefluss einzuwirken" (Ochsenkühn & Thiel, 2005, S. 90). Dabei kann das Modell von Starkweather und Gottwald helfen, die Ressourcen und Anforderungen des jeweiligen Kindes zu erörtern und somit individuelle Therapieziele zu formulieren (vgl. Abb. 4, Kapitel 1.3).

Direkte Therapie

Unser Ideenpool enthält Ideen zu den beiden direkten Ansätzen „Modifikation des Stotterns" und „Verstärkung des flüssigen Sprechens". Das Kennzeichen der direkten Therapie des kindlichen Stotterns besteht in der unmittelbaren Auseinandersetzung mit dem Stottern. Für die direkte Stottertherapie sind die folgenden vier Elemente grundlegend:

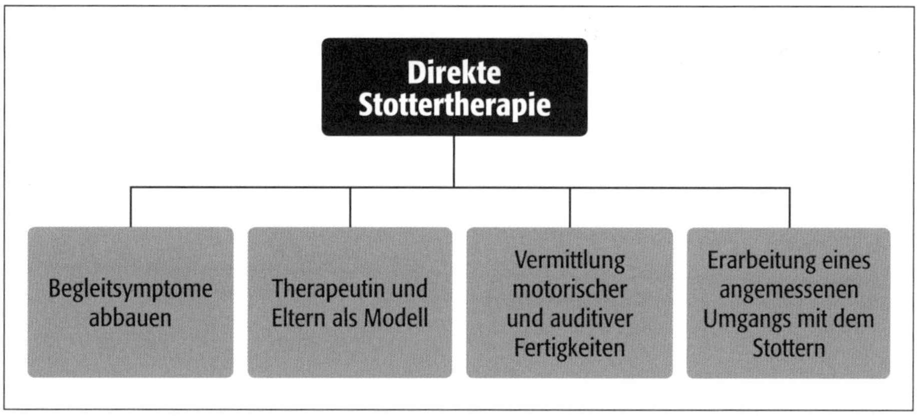

Abb. 5: Kennzeichen direkter Therapie (Beckert & Willi, 2010, nach Sandrieser & Schneider, 2002a)

1.4.1 Non-Avoidance

Der Umgang mit dem eigenen Stottern

Van Riper führte den Non-Avoidance-Ansatz ein, der von Carl Dell für die Therapie von Schulkindern weiterentwickelt wurde. „Non-Avoidance" bedeutet „Nicht-Vermeiden" und meint, durch die direkte Arbeit am eigenen Stottern einen offenen, selbstbewussten Umgang damit zu erlangen. Auf diesem Therapieverständnis basiert das KIDS-Konzept für Vorschul- und Schulkinder (vgl. Sandrieser & Schneider, 2008).

KIDS-Konzept

Um altersgerecht arbeiten zu können, unterteilen Sandrieser und Schneider (2008) ihr Konzept in zwei Altersgruppen. Mini-KIDS steht für die Therapie mit Kindern im Vorschulalter, während Schul-KIDS sich an Kinder im Schulalter wendet. Wir haben uns aufgrund unserer Erfahrungen für die thematische Auseinandersetzung mit der Altersgruppe 6-12 Jahre entschieden.

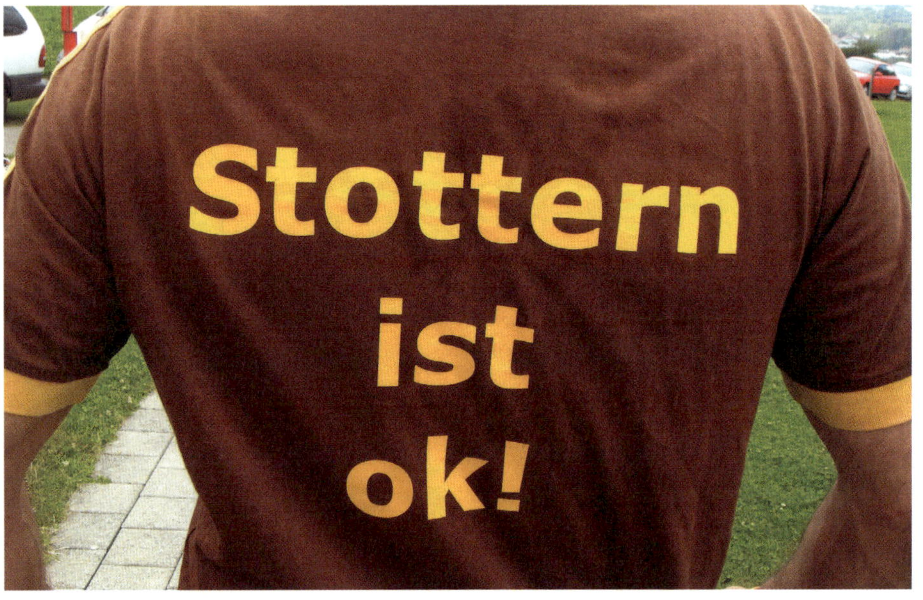

■ *‚Nicht vermeiden' als therapeutischer Grundsatz*

Aufbau von Schul-KIDS in vier Phasen

Der Aufbau der Therapie gestaltet sich für Schul-KIDS in vier Phasen (vgl. Sandrieser & Schneider, 2002a):

1. Identifikation/Desensibilisierung:
Mittels Pseudostottern wird geübt, Stottersymptome zu identifizieren und zu klassifizieren. Das Pseudostottern hat zudem eine stark desensibilisierende Wirkung; das Stottern wird enttabuisiert und sachlich betrachtet. Am Ende dieser Phase ist ein Kind bereit, sein Stottern gelassen zu analysieren.

2. Modifikation:
Der Schwerpunkt dieser Phase ist die Erarbeitung von Techniken, die dem Stottern vorbeugen und dieses beenden können bzw. um angestrengte Symptome in leichte zu verwandeln. Diese Techniken werden im Übergang zur Generalisierung auf echte Symptome übertragen.

3. Generalisierung:
Das Ziel dieser Phase ist, dass das Kind im Alltag leichter und selbstbewusster stottert. Mögliche Methoden sind hier In-vivo-Übungen oder ein Vortrag über Stottern vor der Klasse.

4. Nachsorge:
Am Ende der Therapie weist die Logopädin darauf hin, dass bei manchen Kindern die Symptome wieder stärker werden können. Es werden mögliche Hilfen für diesen Fall besprochen und weitere Schritte gemeinsam geplant. Die Logopädin kann zum Beispiel vorschlagen, dass sie sich in bestimmten Abständen telefonisch beim Kind meldet, um nachzufragen, wie es mit dem Stottern geht.

Modifikationsphase

Mit der Phase der Modifikation kann begonnen werden, wenn folgende Voraussetzungen erfüllt sind (vgl. Sandrieser & Schneider, 2008):

- Das Kind kennt die Symptomart und Symptomqualität (Dauer, Anstrengung etc.) im eigenen Sprechen.
- Das Kind ist bereit, Pseudostottern anzuwenden und analysiert seine Symptome mit einer gewissen Gelassenheit.
- Das Kind zeigt ein deutlich geringeres Maß an sprachlichem Vermeidungsverhalten als bei Therapiebeginn.

Zentrale Elemente der Modifikation

Sandrieser und Schneider (2008) beschreiben als zentrale Elemente der Modifikation die Methoden Prolongation und Pullout. „Die Vermittlung der beiden Techniken gelingt am besten anhand des Modells der Therapeutin und unter Zuhilfenahme von lautunterstützenden Bewegungen" (Sandrieser & Schneider, 2008, S. 171).

Prolongation – locker stottern

Die Prolongation wird als vorbeugende Sprechtechnik sowie als Teil des Pullouts verwendet (vgl. Sandrieser & Schneider, 2008). Die Prolongation ist „der verlangsamte bewusst taktil-kinästhetisch gesteuerte Übergang von einem Laut zum nächsten" (Sandrieser & Schneider, 2002b, S. 41). Sie kann prophylaktisch, zur Verhinderung einer beginnenden Blockierung oder zur Erhaltung der Sprechflüssigkeit eingesetzt werden (vgl. Zückner, 2008).

Blocklösestrategie Pullout

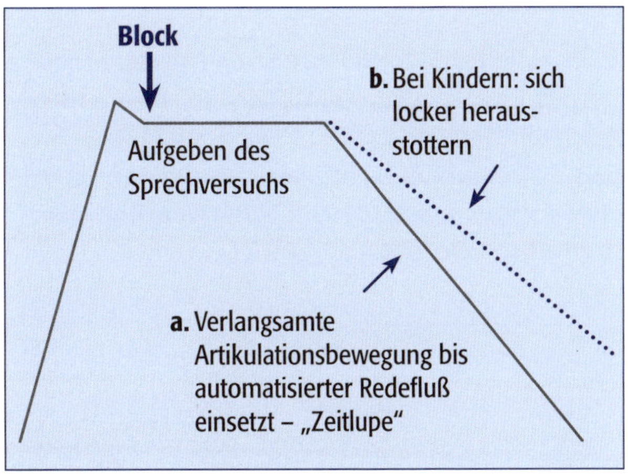

Abb. 6: Blocklösestrategie Pullout (Braun, 2009)

Der Pullout „wird als Technik eingesetzt, wenn Stotternde in einem Block festhängen. Ziel ist die Befreiung bzw. das Herausziehen aus dem Stottersymptom durch das Umschalten in eine spannungsreduzierende Sprechweise wie weiche und kontrollierte Dehnungen" (Grohnfeldt, 2007, S. 259).

Der Pullout besteht aus zwei Schritten, die nacheinander ablaufen:

1. Der außer Kontrolle geratene Sprechversuch wird für einen Moment gestoppt, die Artikulationsstellung wird beibehalten.
2. Die vorher gestotterte Silbe wird mit einer Prolongation zu Ende geführt. Dann wird ganz natürlich weiter gesprochen (vgl. Sandrieser & Schneider, 2008).

Blocklösestrategie – Stoppen

Eine zweite Blocklösestrategie, die im deutschsprachigen Raum auf Wolfgang Wendlandt zurück geht, ist das sogenannte „Stoppen" (vgl. ebenda 1972). Sobald man in einem Block festhängt, wird ruhig aus- und wieder eingeatmet bzw. soll man sich ruhig und möglichst passiv mit Sprechatem füllen lassen. (vgl. Damsté, Zwaan und Schoenaker 1968)

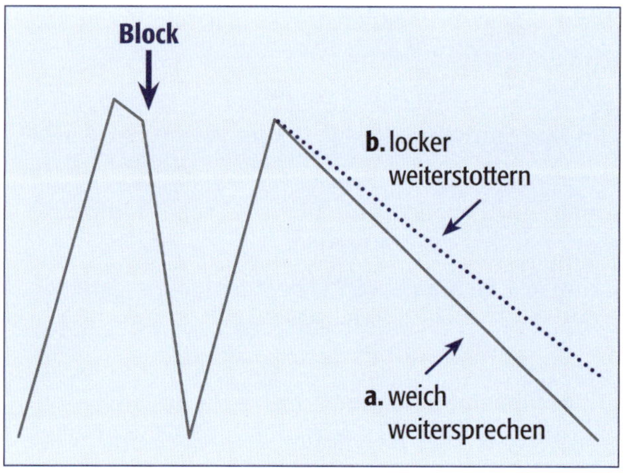

Abb. 7: Blocklösestrategie Stoppen (Braun, 2009)

Nun hat man wiederum zwei Möglichkeiten weiter zu verfahren:

a. das Wort mit weichem Stimmeinsatz weitersprechen oder
b. das Wort locker weiterstottern

Vorteil des Stoppens

Unserer Erfahrung nach zeigt sich, dass die Blocklösestrategie Stoppen vor allem für Kinder viel einfacher durchzuführen ist. Dies vermutlich deshalb, weil im Gegensatz zum Pullout beim Stoppen die kognitiven, propriorezeptiven sowie koordinativen Anforderungen und Fähigkeiten eher der Reihe nach, zeitlich versetzt zum Zuge kommen. Nicht zu vergessen ist, dass das Erlernen und die Durchführung jeder Blocklösestrategie zu Beginn auch ein Höchstmaß an Konzentration verlangt.

1.4.2 Fluency Shaping

Idee des Fluency Shaping

„Mit Fluency Shaping-Programmen (FSP) soll flüssiges Sprechen erreicht werden. Sie bilden damit den Gegenpol zu Stottern modifizierenden Verfahren, deren Ziel flüssiges Stottern ist. Wegen ihrer Gegensätzlichkeit wurden einander ergänzende Eigenschaften der beiden Verfahren lange nicht beachtet" (Ochsenkühn & Thiel, 2005, S. 97).

Vorgehensweise

„Da doch nahezu alle jüngeren stotternden Kinder über eine basale Sprechflüssigkeit auf Einsilber- oder Mehrsilberebene verfügen" (Johannsen, 2006, S. 105), wird in FS-Programmen vorwiegend verhaltenstherapeutisch flüssiges Sprechen erweitert. Schrittweises Vorgehen „durch Veränderung der Sprechinhalte und der Rahmenbedingungen, unter denen gesprochen wird" (ebd.), ermöglicht den Erhalt des Sprechflusses trotz Erhöhung der Äußerungslänge und Verstärkung der emotionalen Belastung.

Im Zentrum eines Fluency Shaping-Programmes steht zu Beginn die Analyse der eigenen, idiographischen Sprechweise als Voraussetzung, um an der Sprechweise überhaupt arbeiten bzw. sie verändern zu können. „Dabei finden Stotternde (in der Regel bereits Kinder ab neun Jahren) typische Charakteristika ihres Sprechens, ohne dass der Therapeut ihnen Kategorien vorgibt" (Wendlandt, 1984, S. 65). Es wird davon ausgegangen, dass die Sprechweise des Kindes und deren Merkmale direkt mit seinem Stottern zusammenhängen. Merkmale, die unterschieden werden können, sind u. a. Tempo, Rhythmus, Artikulation, Melodie, Lautstärke, Krafteinsatz, Stimmqualität oder die Art der Atmung. Das Herausarbeiten der typischen Merkmale ist deshalb von Bedeutung, da dies die Ansatzpunkte zur Veränderung der Sprechweise sind. Es gilt also, diese Merkmale zu verändern sowie Erfahrungen mit Sprechweisen zu sammeln, deren Merkmale ein flüssiges Sprechen begünstigen. „Bei bestimmten Sprechweisen ... tritt ein Stottern gar nicht erst auf. ... Flüstern oder Singen sind zwei sehr auffallende Beispiele für dieses Phänomen. Auch Sprechen auf einen vorgegebenen Rhythmus oder ein Sprechen mit begleitenden Handbewegungen (‚liegende Acht') gehören in diese Kategorie" (Sandrieser, 2001, S. 43).

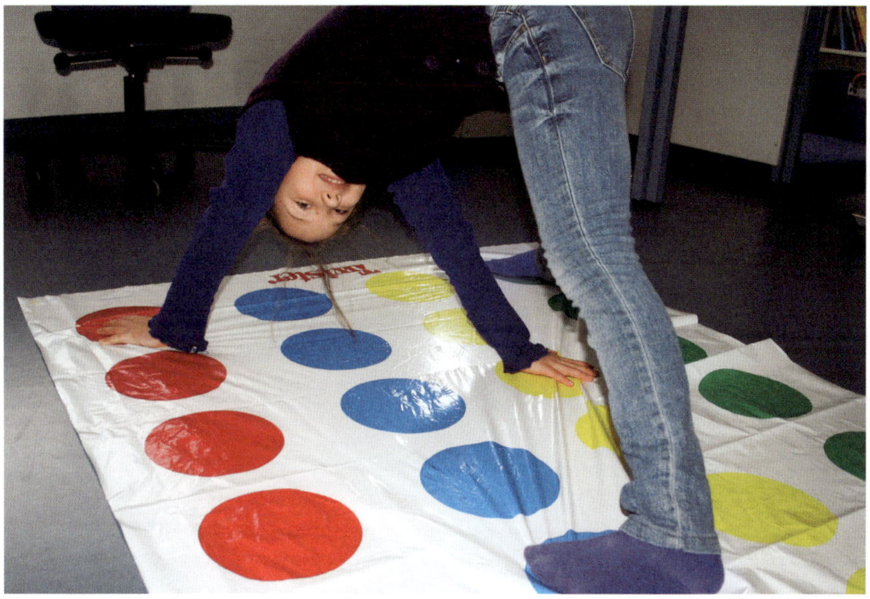

■ *Farben definieren verschiedene Sprechweisen*

Merkmale einer den Sprechfluss fördernden Sprechweise

Häufig sind die folgenden Merkmale wichtige Bausteine in der FS-Therapie:

- „**langsamer** (Reduktion der Sprechgeschwindigkeit)
- **und/oder weicher** (Stimmeinsatz und feinfühlige Sprechbewegungen bei der Koartikulation)
- **und/oder deutlicher** (Prosodie und ausreichende Aussteuerung der Sprechbewegungen) ... sprechen" (Baumgartner, 2002, S. 234)

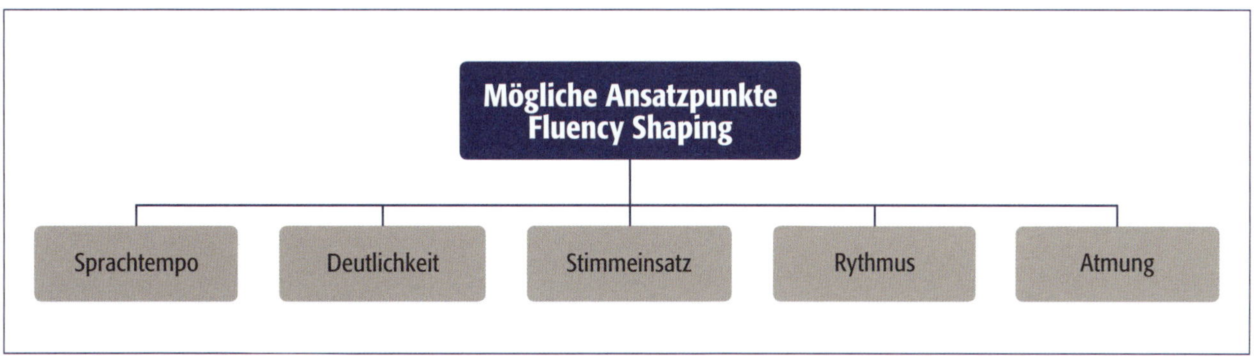

Abb. 8: Mögliche Ansatzpunkte Fluency Shaping (Beckert, Braun, Willi 2010)

„Beim Fluency Shaping erwirbt der Patient zunächst ein neues Sprechmuster, bei dem keine Stotterereignisse auftreten. Dieses Sprechmuster wird schrittweise einem natürlich klingenden Sprechen angeglichen und in Alltagssituationen übertragen" (Natke, 2005, S. 88). Dieser Prozess unterliegt einem stark strukturierten hierarchischen Vorgehen, das sich an den Sprechleistungsstufen „Silbe – Wort – Satz – freie Rede" und am individuellen Schwierigkeitsgrad der Situationen orientiert.

1.4.3 Kombination von FSP mit Modifikation des Stotterns

Gegensätze oder sich ergänzende Methoden?

Mit „Kombination" meinen wir nicht das Zusammenfügen der beiden Methoden zu einer quasi neuen Methode. Vielmehr sind unsere Ideen in die Bereiche Fluency Shaping oder modifizierende Verfahren einzuordnen. „Gerade wegen der vielen Unterschiede der einzelnen Therapieansätze bringt eine sorgfältige Kombination direkter Verfahren eine Bereicherung für das therapeutische Vorgehen mit sich" (Ochsenkühn & Thiel, 2005, S. 91). Auch Natke (zit. nach Mannhard et al., 2007, S. 269) betont, dass „keine Untersuchung vorliegt, die die generelle Überlegenheit von Stottermodifikation oder Fluency-Shaping-Verfahren belegt. Viele TherapeutInnen nehmen heute die Positionen beider Lager ein und kombinieren die Verfahren". Auch Sandrieser und Schneider (2008) halten fest, dass eine Kombination von „Fluency Shaping und Stuttering Management" möglich ist, wie die untenstehende Abbildung verdeutlicht.

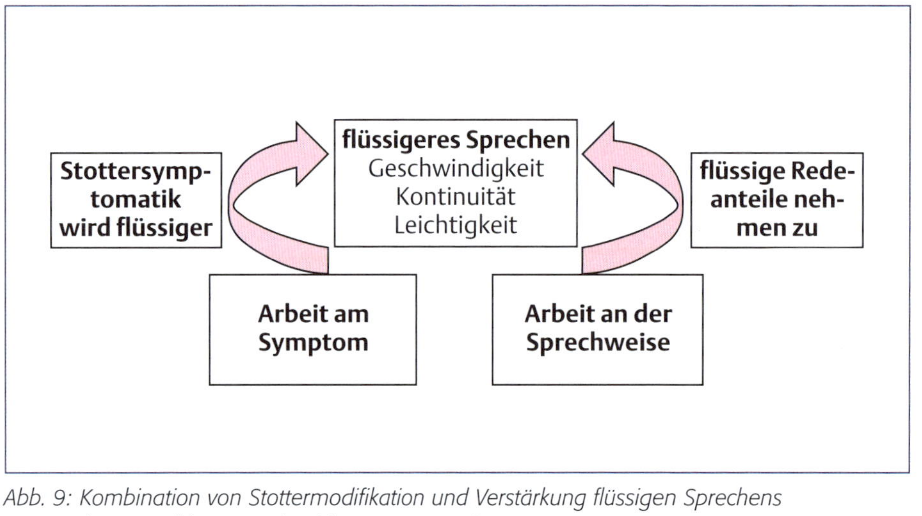

Abb. 9: Kombination von Stottermodifikation und Verstärkung flüssigen Sprechens (aus Sandrieser & Schneider, 2008, S. 93)

Erfahrungen aus dem Stotterchamp: Kombination der beiden Methoden plus Bewegung

Im „Stotterchamp" hat die Kombination beider Therapieansätze eine lange und bewährte Tradition (vgl. Kohler, Braun & Schneider 2008). Dazu kamen dort das Gruppenerlebnis und die Intensität einer Lagerwoche, aber auch das Element Bewegung floss stark in die Therapie mit ein. Die Wichtigkeit der Bewegung in der Stottertherapie wurde durch die Teilnahme von Studierenden und einer Dozentin aus der Psychomotoriktherapie und deren Arbeit mit den Jugendlichen sicher noch verdeutlicht. Ob und wie sich die Bewegung mit der Sprache bzw. mit der Stottertherapie verbinden lässt, zeigt sich im folgenden Kapitel.

2. REDEFLUSS UND BEWEGUNG

In diesem Kapitel findet eine Annäherung an die Zusammenhänge zwischen Sprache und Bewegung statt, und es werden Optionen aufgezeigt, wie das Element Bewegung in die Stottertherapie einbezogen werden kann.

2.1 Zusammenhänge zwischen Sprache und Bewegung

Offensichtlicher Zusammenhang – wenig Theorie

„Sprache und Bewegung – beides sind bei Kindern wesentliche Mittel der Erkenntnisgewinnung, des Ausdrucks und der Mitteilung" (Zimmer, 2009, S. 16). Somit erscheint es logisch, dass man die beiden Bereiche nicht trennen sollte. Es existiert auch bereits eine breite Palette praktisch ausgerichteter Literatur mit einer großen Vielfalt an Ideen, die aus der Verbindung von sprachlichen und motorischen Elementen entstanden sind. Dabei handelt es sich jedoch in den meisten Fällen um Material, das im Bereich Sprachförderung eingesetzt werden kann. Zu spezifisch therapeutischen, insbesondere stottertherapeutischen Verbindungen gibt es aktuell nur wenig Literatur.

Sprache und Bewegung als Ganzheit betrachten

Renate Zimmer ist es ein großes Anliegen, Sprache und Bewegung „in der alltäglichen Erziehungs- und Bildungssituation nicht getrennt voneinander" (Zimmer, 2006, S. 22), sondern als Ganzheit zu betrachten.

Wechselwirkung von Bewegungs- und sprachlichen Aktivitäten

„Sowohl die Bewegungsaktivitäten als auch die sprachlichen Aktivitäten des Kindes werden angeregt durch eine Wechselwirkung von Bewegungshandlungen, sprachlichen Angeboten und ihrer kognitiven Bewusstmachung" (Zimmer, 2009, S. 113). Mit kognitiver Bewusstmachung meint Zimmer beispielsweise die gezielten, an das Kind gerichteten Fragen, welche in der konkreten Situation gestellt werden und ihm Begriffe liefern, die es in sein Begriffsnetz einbauen und zu einem späteren Zeitpunkt selbst produzieren kann.

„Bewegung und Sprache gehen ineinander über – sie beeinflussen sich gegenseitig. Bewegung begleitet das sprachliche Handeln, Sprache begleitet das Bewegungshandeln" (Zimmer, 2009, S. 109), was die folgende Grafik verdeutlicht.

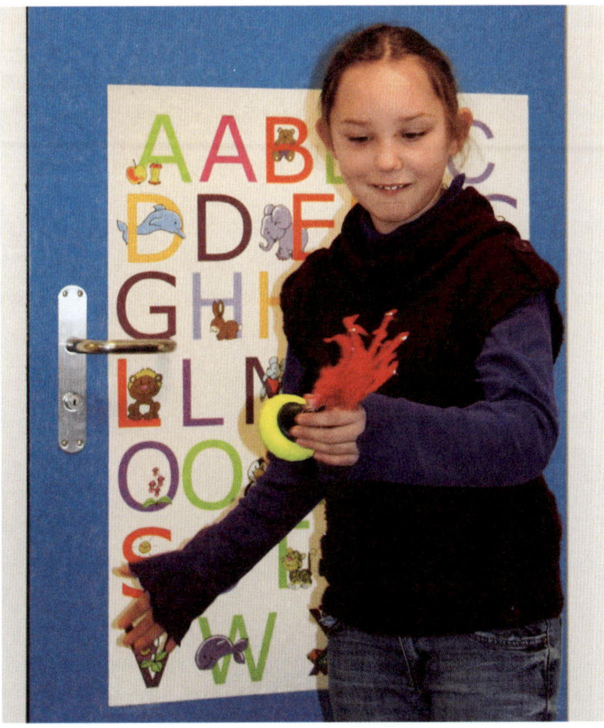

■ *Mit dem Indiaca wird das Wort zum Partner geschickt*

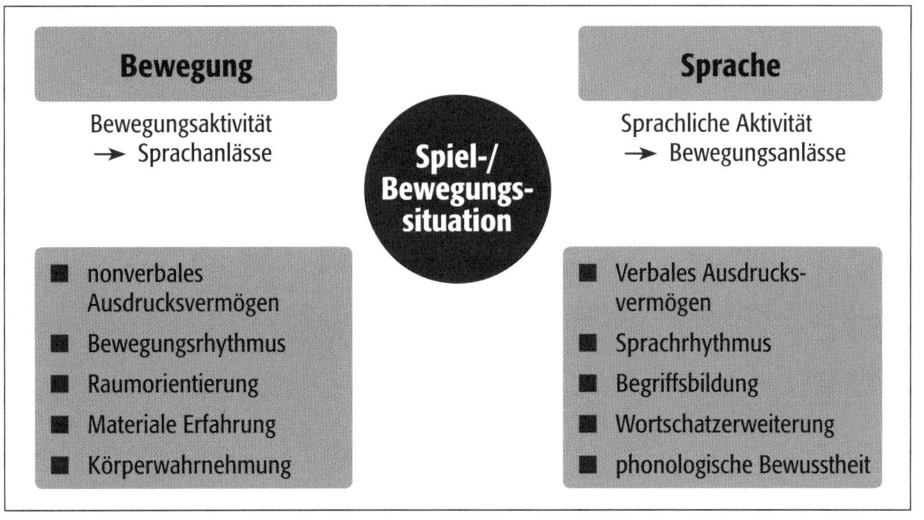

Abb. 10: Bewegung und Sprache (aus Zimmer, 2010, S. 109)

„Eine Spielidee liefert den Anlass für Bewegungshandlungen wie auch für Sprachhandlungen .... Ebenso können Sprachhandlungen zu Bewegungsanlässen werden" (Zimmer, 2010, S. 51).

Martina Fichtl, eine Fachfrau der Rhythmik, hat mit stotternden Kindern und Jugendlichen gearbeitet. Sie drückt den Zusammenhang zwischen Sprache und Bewegung wie folgt aus:

Gleichgewicht zwischen Sprache und Bewegung

Um sich harmonisch zu bewegen, geschickt zu handeln, sich sprachlich gut auszudrücken, muss ein Gleichgewicht zwischen Bewegung und Sprache vorhanden sein ... Die sensomotorischen Systeme, Bewegung, Sprache und Sprechen haben in ihren grundlegenden Funktionen vieles gemeinsam und sind miteinander verknüpft. Beim Zusammenwirken von Bewegung und Sprache gibt es viele komplexe Regelkreise, die meist aufeinander bezogen sind und sich gegenseitig beeinflussen. (Fichtl, 2003, S. 40)

Sensomotorik und Sprachentwicklung

Die These der gegenseitigen Beeinflussung von Sprache und Bewegung, das Zusammenspiel dieser beiden Systeme wird von verschiedenen Autorinnen und Autoren als Tatsache anerkannt (u. a. v. Weizäcker 1939, Olbrich 1996, Zimmer 2006). Sensomotorik, das Zusammenspiel von motorischen und sensorischen Leistungen, wird als Grundvorraussetzung für Spracherwerb verstanden.

2.2 Bewegung und Therapie

Möglicher Ansatzpunkt in der Stottertherapie

Ein zentraler Gedanke unseres Beitrages findet sich genau hier, in der gegenseitigen Beeinflussung von Bewegung und Sprache. Indem wir unseren Fokus darauf lenken, ergibt sich ein möglicher Ansatzpunkt zur bewegungsorientierten Intervention in der Stottertherapie. „Statt nun am Endpunkt des Entwicklungsprozesses – der Sprache – anzusetzen, empfiehlt sie [Affolter, Anm. d. Verf.] auf der Ebene der vorsprachlichen Entwicklung einzugreifen und Sprachentwicklung über Bewegung und Wahrnehmung zu initiieren" (Zimmer, 2006, S. 13). Wir stellen uns vor, dass die Sprachentwicklung eines Kindes durchaus noch im Zeitraum von 6-12 Jahren diesen beschriebenen Wechselwirkungen und gegenseitigen Beeinflussungen von Bewegung und Sprache unterliegt, wenngleich in geringerem Masse als während der frühkindlichen Sprachentwicklungsphase. Gerade für stotternde Kinder könnte es hilfreich und förderlich sein, das Element der Bewegung und der Bewegungswahrnehmung in die Therapie mit einzubeziehen, nicht zuletzt deshalb, weil sich durch die Aufmerksamkeit auf die Bewegung eine gewisse Entlastung der beeinträchtigten Sprache ergibt.

Ein weiterer Gedanke, der einem bewegungsorientierten Ansatz im Rahmen einer Stottertherapie Relevanz verleihen kann, dürfte derjenige sein, das Element Bewegung auch als Ressource anzuerkennen und entsprechend einzubeziehen. Der Spracherwerbsprozess ist kein isolierter Vorgang, sondern muss als Teil der Gesamtentwicklung des Kindes verstanden werden. Dabei bedingen sich sensorische, motorische, kognitive, emotionale und soziale Entwicklungsprozesse gegenseitig. Wenn wir es mit redeflussgestörten Kindern zu tun haben, müssen wir uns dieser Zusammenhänge bewusst sein und entsprechende Erkenntnisse aus Forschungen und Untersuchungen in therapeutische Interventionen, Zielformulierungen und in die Therapiegestaltung einbeziehen. Denn „aufgrund der Überschneidungsgebiete und der resultierenden gegenseitigen Beeinflussungen ziehen Störungen in einem Entwicklungsbereich meist Störungen oder Auffälligkeiten in anderen Entwicklungsbereichen nach sich" (Zimmer, 2006, S. 13).

Auswirkungen defizitärer Bereiche

„So beschrieben Rentz u.a. (1986) Defizite in der Grob- und Feinmotorik bei ‚sprachgestörten' Schulkindern. Nach Nickisch (1988) sind zwei Drittel aller sprachauffälligen Kinder motorisch ungeschickter, als es ihrer Altersstufe entspricht" (ebd.). Zwar ist der Anteil der redeflussgestörten Kinder nicht ausgewiesen, doch kann davon ausgegangen werden, dass stotternde Kinder in die erwähnte Gruppe gezählt werden bzw. darin vorkommen. Auch Fichtl weist auf diesen Zusammenhang hin:

> Bewegungsübungen in der sprachtherapeutischen Behandlung finden deshalb besondere Beachtung, weil viele Sprachfehler in Zusammenhang mit einer taktil-kinästhetisch-motorischen Schwäche stehen. Wenn eine Bewegung ausgeführt wird, so muss vorher innerlich schon ein Vorentwurf dieser Bewegung stattgefunden haben. Durch diesen Vorentwurf werden grob- und feinmotorische Bewegungen bestimmt … So gibt es sprachbehinderte Personen, die von verkrampften Zuständen in die Lockerung geführt werden müssen, und andere deren Überbeweglichkeit in ruhigere Bewegungsbahnen gelenkt werden muss … Bewegung beinhaltet … auch Übungen zur Spannungsregulierung und Konzentratives Körpertraining (Fichtl, 2003, S. 51).

2.3 Bezüge zur Stottertherapie

Verbindung der Bewegung mit indirekten Therapie methoden

Zimmer (2006, S. 21) sagt: „Sprache und Bewegung haben ... eine expressive, aber auch eine instrumentelle Funktion – sie sind Medium der Mitteilung und des Ausdrucks und ebenso Werkzeug des Handelns." Stotternde Kinder sind sprachlich in beiden Funktionen eingeschränkt. Mit der Unterstützung durch die Bewegung kann bei den Ressourcen des Kindes angesetzt werden. Diese Entdeckung ist keineswegs neu und findet bereits verschiedentlich Anwendung in der Arbeit mit stotternden Kindern und Jugendlichen. „Gerade bei indirekten Therapieansätzen finden sich neben psychomotorischen Elementen immer wieder Spiele, die Rhythmus, Bewegung und Sprechen miteinander verbinden" (Ochsenkühn & Thiel, 2005, S. 24). Olbrich (1996) stellt im Rahmen einer integrativen Sprach- und Bewegungstherapie fest, dass sich durch das bewegungsorientierte Therapieangebot unter anderem auch Redeflussstörungen ohne direkte Beeinflussung der Sprache abbauen (vgl. Zimmer, 2006).

Elstner (1992) führt in seinem Beitrag „Bewegung als Hilfe zum flüssigen Sprechen" den Begriff der Bewegungshilfen ein und definiert Bewegungshilfen als „begleitende motorische Aktionen des Körpers und/oder seiner Glieder, welche die Flüssigkeit der Rede herstellen, erleichtern und aufrechterhalten sollen" (Elstner in Grohnfeldt, 1992, S. 285). Er setzt Bewegungshilfen auch als wertvolle Möglichkeit zur Vermittlung von fließender Rede: „Wer als Praktiker Sprechflüssigkeit anstrebt, sollte seinen Schüler (Klienten, Patienten) allerdings möglichst bald erleben lassen, dass auch er fließend sprechen kann – zumindest unter bestimmten Bedingungen". Bewegung kann Redefluss forcieren und somit das Selbstbildnis des „Immer-Stotternden" aufbrechen. Ferner setzt Elstner Bewegungshilfen als „Flusshilfe (vor allem bei stotternden) aber auch als Flussregulator (vor allem bei polternden Menschen)" ein. (Elstner in Grohnfeldt 1992, S. 288).

Verbindung mit direkten Methoden

Im Folgenden möchten wir nun aber verschiedene Aspekte der direkten Stottertherapie, aus denen heraus sich eine Verbindung zur Bewegung ergibt, im Überblick vorstellen. Dabei lehnen wir uns an Richard Ham, der in seinem Werk „Techniken in der Stottertherapie" (2000 ins Deutsche übersetzt) einen Großteil der Vielfalt von Therapiemethoden auflistet und erläutert.

2.3.1 Die Integration von Bewegung in die Stottertherapie

Folgende Grafik gibt einen Überblick über mögliche Verknüpfungspunkte von Aspekten der Bewegungsförderung und stottertherapeutischen Ansatzpunkten, die in den darauffolgenden Abschnitten kurz erläutert werden:

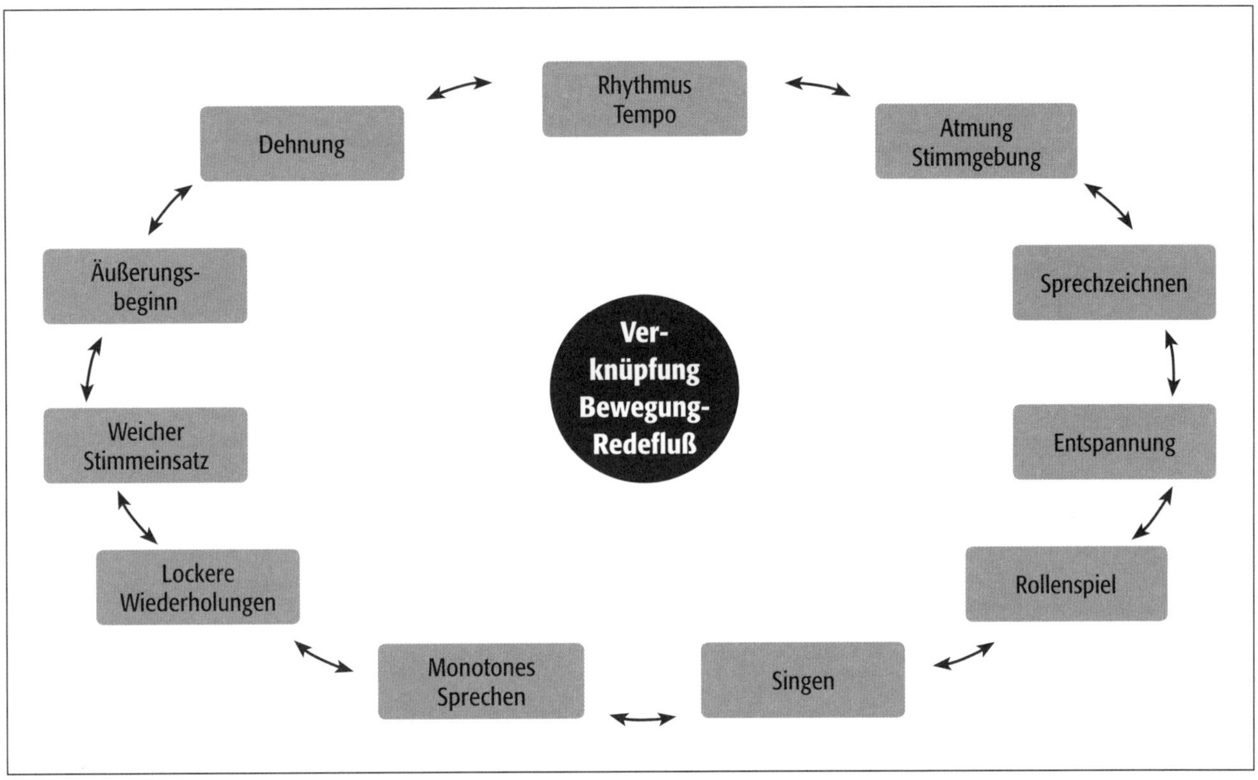

Abb. 11: Verknüpfungspunkte Bewegung und Redefluss

Rhythmus

Der Sprachrhythmus hat eine offensichtliche Verbindung zur Bewegung. „Mit dem Begriff ‚Rhythmus' meinen wir in der Stottertherapie ... einen vorgegebenen, künstlichen Rhythmus; meist ist er durch eine untypische Regelmäßigkeit und eine unterhalb des normalen Sprechens liegende Impulsgeschwindigkeit gekennzeichnet" (Ham, 2000, S. 275). Dabei gelten in der Arbeit mit Stotternden das metrische sowie das silbenweise Sprechen als die wohl bekanntesten und am häufigsten verwendeten Sprechweisen. Hier ist eine Brücke zur Bewegung deutlich erkennbar.

„Sprechen kann rhythmisiert werden, besitzt aber auch selbst einen Sprechrhythmus, welcher durch den Körper- und Atemrhythmus beeinflusst wird" (vgl. Bill 1993, zit. nach Fichtl, 2003, S. 17). „Die Kombination von Sprechen und Bewegung findet man bei vielen Sprechtechniken wieder (z.B. Metronomsprechen, Gehen und Sprechen, Fingerschnippen und Sprechen). Vermutlich strukturiert und rhythmisiert die Bewegung den häufig unrhythmischen Redefluss und trägt so zur Verbesserung bei" (van Riper, 1986, S. 216).

Atmung und Stimmgebung

Eine zweite Gruppe von Therapiemethoden, die Bewegung als Element beinhalten, bilden Atmung und Stimmgebung. Dabei überschneiden sich Inhalte der Stottertherapie teilweise mit denen der Stimm- und Atemtherapie. Es gehört hier beispielsweise die Anblasetechnik dazu. „Stotternde zeigen häufig Unterbrechungen des Atemablaufs, der Ablaufmuster und ihrer Kontrolle während Unflüssigkeiten .... Ähnlich verhält es sich mit Abweichungen in der Kehlkopffunktion ...." (Ham, 2000, S. 243).

Sprechtempo

Die Arbeit am Sprechtempo (Reduzierung des Sprechtempos) ist ein weit verbreiteter Ansatz im Bereich Fluency Shaping. Bewegung hat immer einen zeitlichen Bezug und so sind körperliche Erfahrungen von großer Bedeutung für das grundsätzliche Ausdifferenzieren von Zeitbegriffen, die eine Grundlage für die Feinarbeit am eigenen Sprechmuster darstellen. Das ganzkörperliche Erleben von verschiedenen Geschwindigkeiten (schnell – gemütlich) in Verbindung mit unterschiedlichem Kraftaufwand (laut – leise) ist die Voraussetzung für die differenzierte Anwendung beim Sprechen (vgl. Hansen & Iven 2002). In der sprachlichen Vermittlung des Sprechtempoparameters empfehlen wir die Bezeichnung „gemütliches Sprechen" oder „chilliges Sprechen", da „langsam" als Attribut bei Kindern und Jugendlichen oft negativ bewertet wird.

Sprechzeichnen

Eine häufig hergestellte Verbindung ist diejenige zum Sprechzeichnen. Nach Seyd hat das Sprechzeichnen – beruhend auf Ideen von Schlaffhorst-Andersen und den Atem-Schriftzeichen von Gertrude Schümann – u. a. folgende Effekte: Die Atmung wird vertieft und rhythmisiert, Körpergefühl für Haltung und Strichführung wird entwickelt, Störungen im Redefluss treten beim Sprechzeichnen nicht auf und die Konzentration wird gefördert (vgl. Seyd, 2004). Auch Roß (2000) bezeichnet das Sprechzeichnen als hilfreich für stotternde Kinder. „Das Sprechzeichnen ‚verführt' regelrecht dazu, einerseits gut gegliedert und betont und andererseits fließend zu sprechen" (Roß, 2000, S. 7) (**▸ siehe Foto Seite 29**).

Entspannung

Obwohl man sich unter Bewegung meistens etwas Aktives vorstellt, möchten wir den Aspekt Entspannung als eine Art innerer Bewegung nicht vernachlässigen. „Spezifische Entspannungsmethoden sind meistens auf den Sprechmechanismus ausgerichtet. Sie zielen entweder auf den gesamten Mechanismus und beziehen den Rest des Körpers bis zu einem gewissen Grad mit ein, oder sie konzentrieren sich nur auf einen Teil" (Ham, 2000, S. 120). Ham stellt die beiden Möglichkeiten „allgemeine" und „progressive Entspannung" vor, wobei sich letztere von ersterer insofern unterscheidet, als dass es sich um einen bewussten Wechsel zwischen Anspannungs- und Entspannungszuständen handelt (vgl. Ham, 2000). Beim Bewusstmachen und Erlernen von Blocklösestrategien kann diese Methode genutzt werden (**▸ siehe Foto Seite 29**).

Ham (2000) nennt weitere Therapiemethoden, die mit Bewegung verknüpft werden können. Dies sind beispielsweise das Rollenspiel, das Singen, das monotone Sprechen, lockere Wiederholungen, der weiche Stimmeinsatz und das Dehnen. Wir denken, dass sich für all diese Methoden ein oder mehrere Bewegungselemente geradezu anbieten.

Rollenspiel

Im Rollenspiel mit Kindern eignet sich der Einsatz von Puppen oder Masken, um „die Bereitschaft zum Sprechen sowie die Freiheit des Ausdrucks zu fördern" (Ham, 2000, S. 308). Wir können uns außerdem vorstellen, dass das Nachahmen von Tieren eine einfache kindgerechte Art des Rollenspiels darstellt. Beim Spiel unterstützen passende Bewegungen die Auseinandersetzung mit der eingenommenen Rolle und mit der dabei verwendeten Sprache.

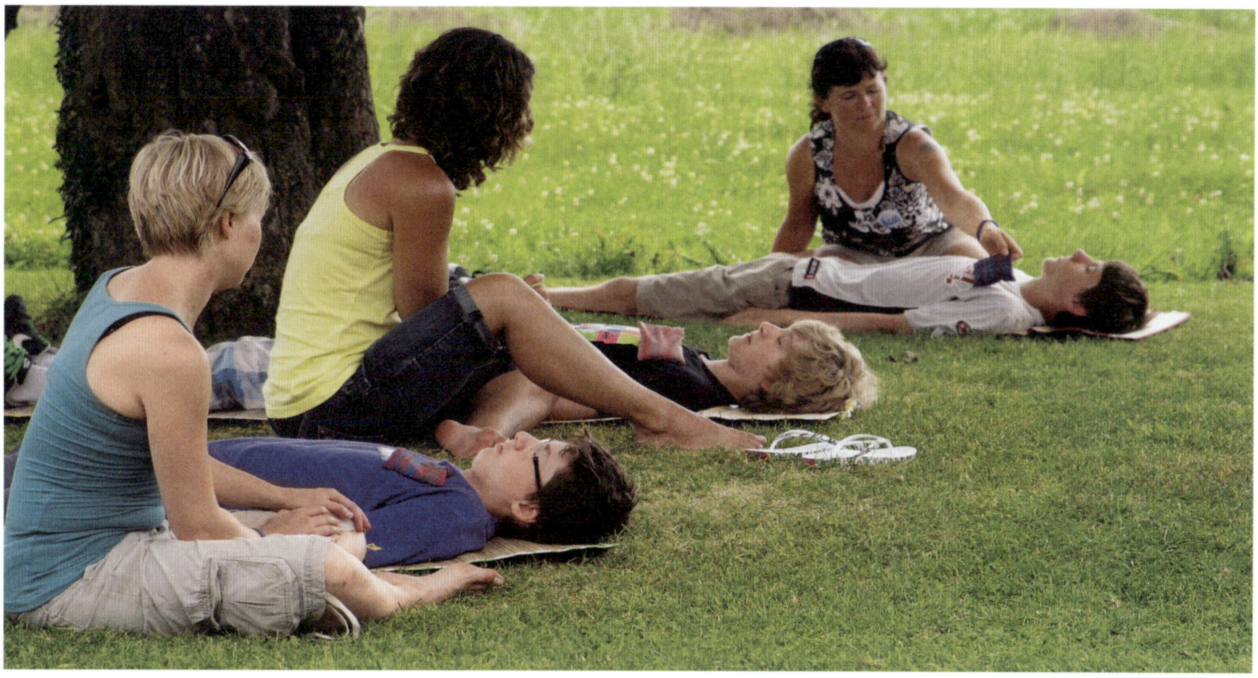

▶ *Entspannung als ergänzender Pol zur Bewegung (siehe Sprechzeichnen Seite 28)*

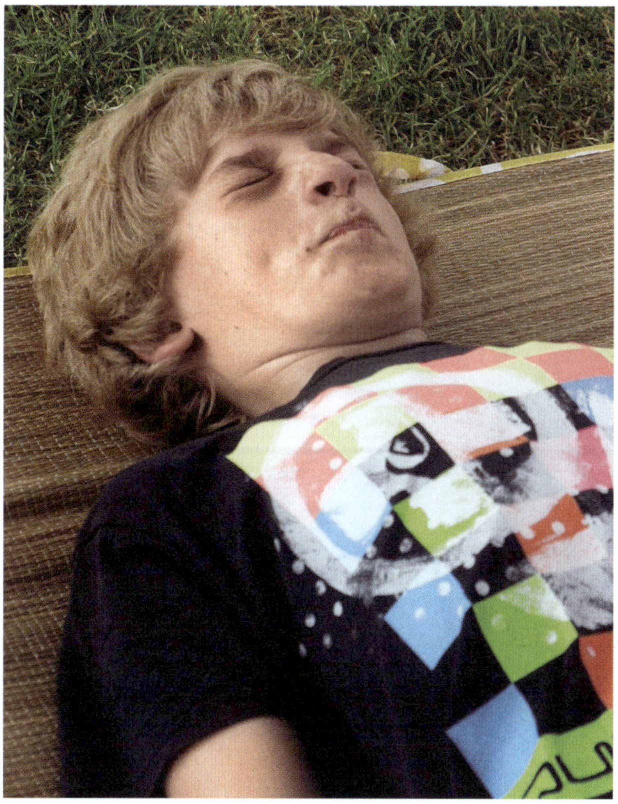

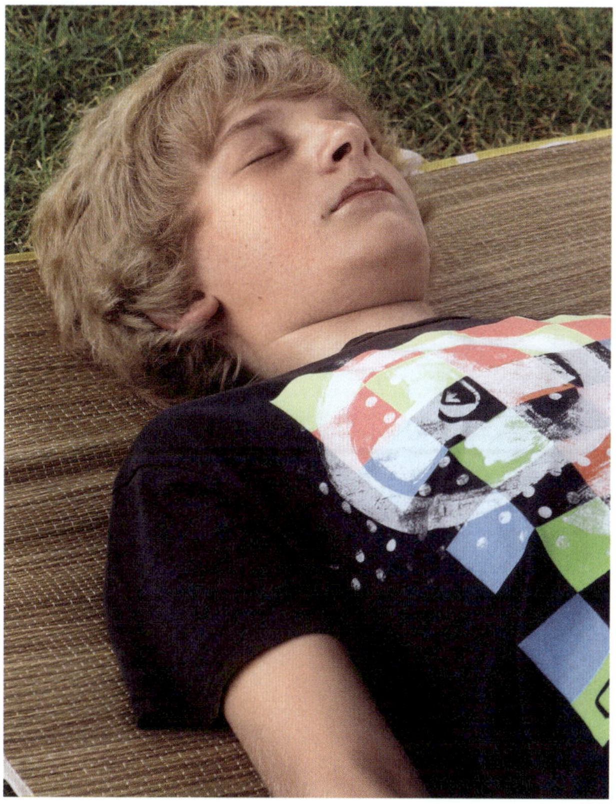

▶ *Progressive Muskelentspannung – Spannung und Entspannung im Gesichtsbereich (siehe Entspannung Seite 28)*

Singen

Beim Singen lässt sich oft beobachten, dass sich das Phonationstempo verlangsamt und die Lautstärke zunimmt. Besonders in der Arbeit mit Kindern kommt das Singen häufig zur Anwendung, da Kinder meist spontaner und offener damit umgehen als Jugendliche und Erwachsene. Singen kann vor allem bei stark stotternden Kindern, die sich im Sprechen so gut wie nie flüssig erleben, motivierend und aufbauend sein. Ham (2000) beschreibt folgende Anwendungsmöglichkeiten des Singens in der Kindertherapie: „... als Einstieg, um Sprechflüssigkeit herbeizuführen.... zur Entspannung .... zur Verbesserung von Timing, Rhythmus und Körperkoordination" (Ham, 2000, S. 312f). Letztgenannte Anwendungsmöglichkeit stellt für uns wiederum eine Verbindung zur Bewegung her.

Monotones Sprechen

Obwohl Ham (2000) das monotone Sprechen als eine für den Stotternden eher langweilige Methode einschätzt, lässt sich diese Sprechweise in Verbindung mit Bewegung für Kinder durchaus interessant gestalten. Wir denken dabei an Roboter, Aliens und andere Themen, die – ähnlich wie beim Rollenspiel – das Kind anregen, sich entsprechend zu bewegen und dazu „wie ein Roboter" zu sprechen.

Lockere Wiederholungen

„Die lockeren Wiederholungen sind gleichzeitig eine Methode freiwilligen Pseudostotterns sowie eine Kontrollmethode bei echtem Stottern. In dieser Form kombiniert es Entspannung, Silbentiming, motorisches Üben und andere therapeutische Elemente" (Ham, 2000, S. 314). Wiederholende Bewegungen wie zum Beispiel das Hüpfen auf einem Trampolin bieten sich für Kinder zum Erlernen sowie bei der Bewusstmachung dieser Sprech- bzw. Stotterweise an.

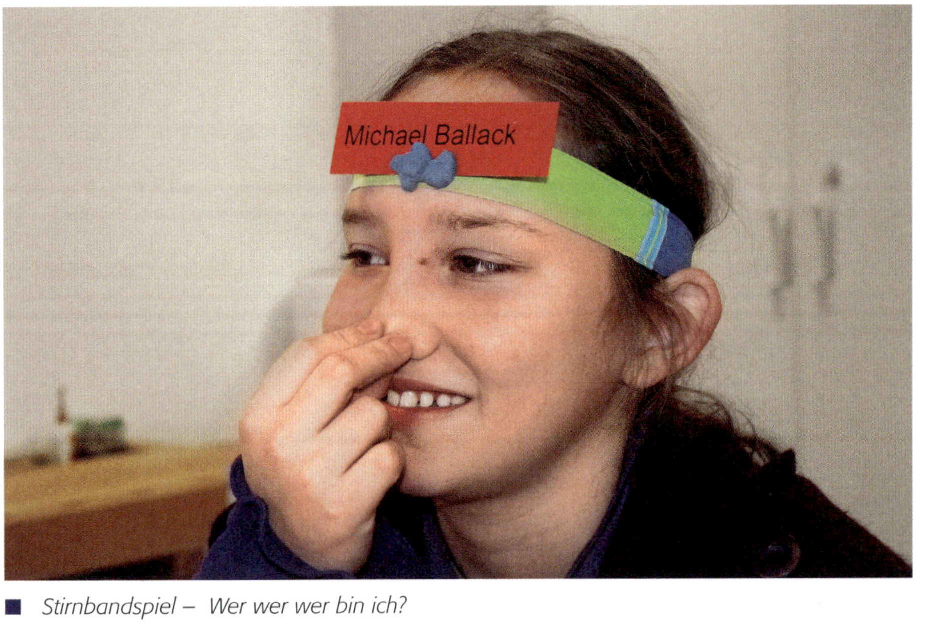

■ *Stirnbandspiel – Wer wer wer bin ich?*

Weicher Stimmeinsatz

Ein Element, das nach Ham (2000) weniger eine Methode als vielmehr ein möglicher Schwerpunkt für die Kombination verschiedener Methoden" (Ham, 2000, S. 317) darstellt, ist der weiche Stimmeinsatz. Er „wird sehr unterschiedlich eingesetzt .... Beim weichen Stimmeinsatz versucht man, die Äußerung ohne Hast, Spannung oder Druck zu sprechen, so dass es nicht zum Stottern kommt" (Ham, 2000, S. 315). Langsame, ruhige, sanfte Bewegungen können die Realisierung des weichen Stimmeinsatzes unterstützen.

Äußerungsbeginn

Gerade der Äußerungsbeginn stellt für einige stotternde Kinder und Jugendliche eine große Schwierigkeit dar. Hier kann die Kopplung von Bewegungsbeginn und Sprechbeginn eine hilfreiche Unterstützung sein. Die genaue Einforderung der Zeitgleichheit (teilweise mit visueller Unterstützung mittels „Startpunkt") erleichtert die neuromotorische Koordination der drei Systeme Respiration, Phonation und Artikulation.

„Das Dehnen von Lauten zur Kontrolle von Spasmen oder zur Herbeiführung der Sprechflüssigkeit wird in einer Reihe von Therapien angewendet" (Ham, 2000, S. 317). Die „Dehnung kann verwendet werden, um die Vokale (und Konsonanten) innerhalb der Wortgrenzen zu verlängern" (Ham, 2000, S. 318). Um die Dehnung für Kinder fassbarer bzw. greifbarer zu machen, empfehlen wir die Arbeit mit dehnbarem Material wie zum Beispiel ein Gummiseil. In der konkreten und bildhaften Erarbeitung der Dehnung taucht wiederum das Bewegungselement auf.

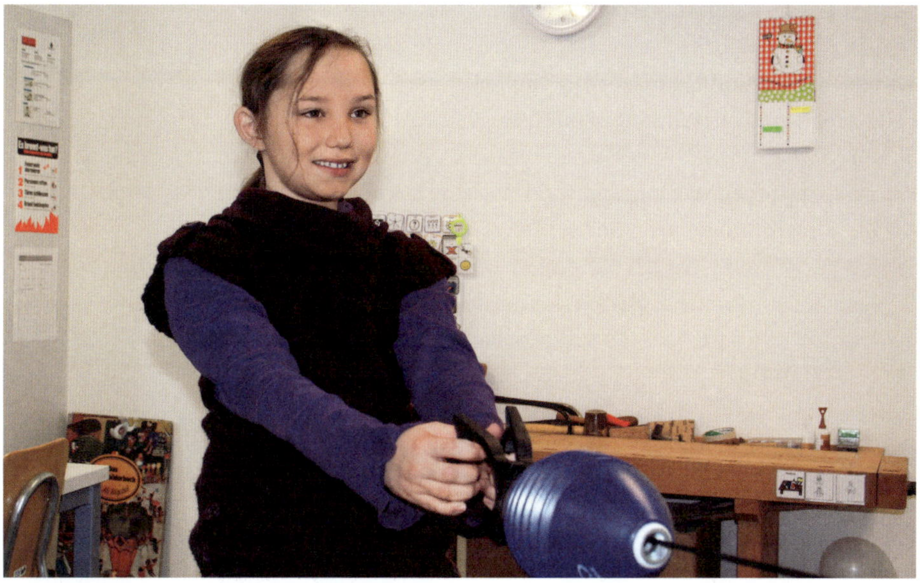

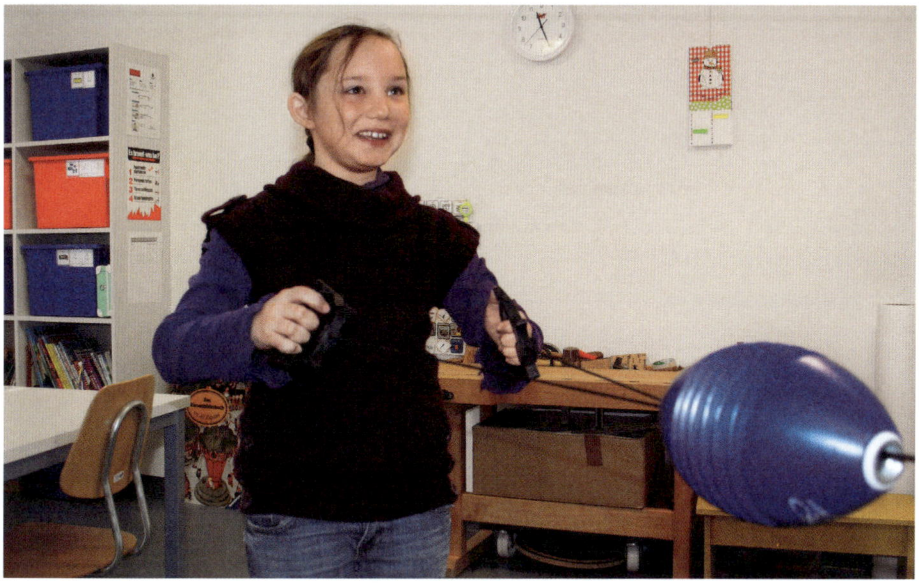

■ *Boing-Spiel: Kopplung Sprechbeginn mit dem Auseinanderziehen der Seile*

2.3.2 Bewegung als Unterstützung in der Stottertherapie

Kombination mit Bewegungsinhalten ist gut möglich

An einigen Therapiemethoden und -elementen haben wir versucht aufzuzeigen, wie sich Bewegung in die Stottertherapie integrieren lässt. Die Liste der Methoden, die sich mit unterstützenden Bewegungen kombinieren lassen, ist damit nicht abgeschlossen. Wir appellieren an die Kreativität und den Mut jeder einzelnen Logopädin, auch die von uns nicht erwähnten Methoden mit Bewegungsinhalten zu kombinieren. „Situative, aber auch bewusst inszenierte Bewegungsangebote können für Kinder Anlässe zum Sprechen, zum Erweitern und Differenzieren ihres Sprachvermögens sein" (Zimmer, 2009, S. 51). Von der bewegten Alltagssituation hin zum Dialog – die Bewegung steht für das Kind im Vordergrund. Das Kind legt in seiner Aufmerksamkeit den Fokus auf die Bewegung, das Handeln und die begleitende, sekundäre Präsenz von Sprache entwickelt einen Nährboden zur Reduzierung der kommunikativen Verantwortung. Das Kind erlebt bewegungsbegleitendes Sprechen in lockerer Form und dies dient dem Abbau von Sprechangst.

„Es lässt sich feststellen, dass das 'In-Bewegung-Kommen' der Kinder auch den Sprachfluss anregt. Je begeisterter die Kinder bei der Sache sind, desto mehr steigt auch ihr Bedürfnis, darüber zu kommunizieren und ihr Handeln sprachlich zu kommentieren" (Graubner/ Grobel 2005, zitiert nach K. Jampert et al 2006).

Achtung: Ungeeignete Bewegungen können den Redefluss erschweren!

Kinder und Jugendliche entwickeln teilweise selber motorische Strategien, z.B. zur Überwindung von Blockierungen, die sich im Laufe der Stotterbiografie als Mitbewegungen manifestieren. Es muss berücksichtigt werden, dass „überwiegend bei jüngeren Kindern Unflüssigkeiten durch ungeeignete Bewegungen verstärkt werden können (z. B. durch Bewegungen, die ein erhöhtes Maß an Koordination und Konzentration erfordern)" (Ochsenkühn & Thiel, 2005, S. 24). Deshalb „sollte genau beobachtet werden, welche Art von Bewegung dem Redefluss förderlich ist" (ebd.). Der Einsatz von Bewegungshilfen sollte demnach sehr bewusst, partizipativ und angemessen ausgewählt werden.

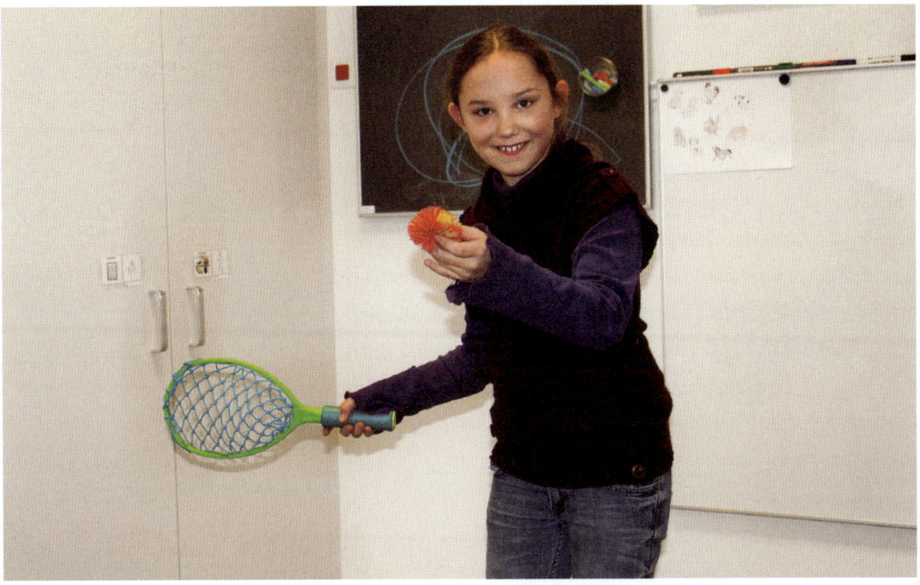

■ *Schlägerspiel wird mit Lautmalerei gekoppelt*

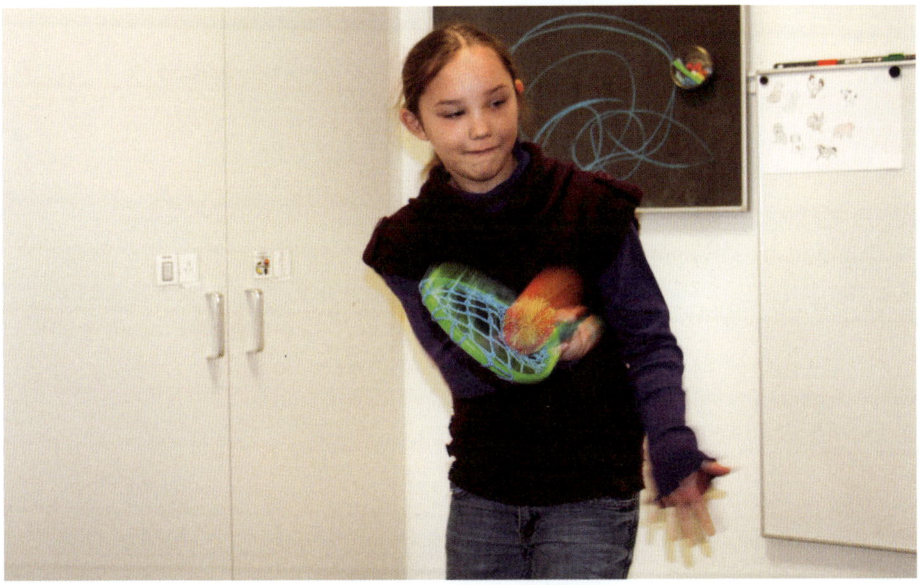

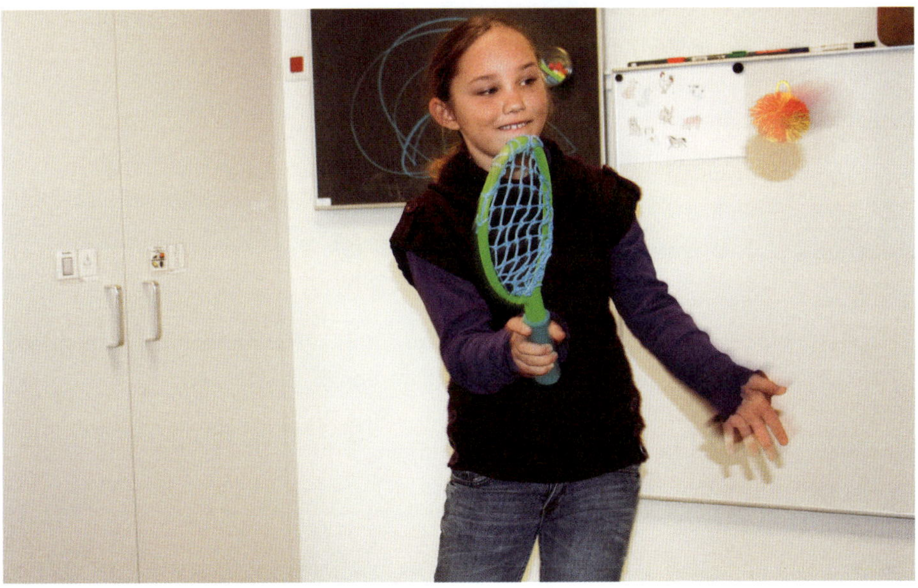

3. STOTTERN BEWEGT – EIN IDEENPOOL

Unterschiedliche Bewegungselemente sollen das Erlernen der Stotter- und Sprechtechniken von drei Bereichen der direkten Therapie erleichtern und unterstützen. Um dem Kind gerecht zu werden, sollen Tierfiguren zur Identifikation der drei Bereiche „Lockeres Stottern", „Blocklösestrategien" (Non-Avoidance-Ansatz) und „Sprechweise" (Fluency Shaping) dienen. Parallelen von Bewegungs- und Sprach- bzw. Sprechhandlungen wurden mitberücksichtigt. Zusätzlich werden vier Elemente aus der Stimm- und Atemtherapie (Tonus, Atmung, Phonation und Artikulation) durch je ein Tier symbolisiert. Spielideen werden aufgelistet und didaktische und therapeutische Überlegungen unterstützen die Umsetzung der Ideen in der Therapie. Den Abschluss bilden fünf exemplarische Darstellungen zu den drei Bereichen der direkten Therapien.

3.1 Leitgedanken

Unser Beitrag

„Stottern bewegt" ist unser Beitrag zu einer bereits vorhandenen Vielfalt an Stottertherapiematerialien. Die Therapie mit stotternden Kindern betrachten wir als große Herausforderung – in logopädischer wie auch in methodisch-didaktischer Hinsicht. Für den Erfolg der Therapie ist entscheidend, in welchem Maße es uns gelingt, das Kind zu motivieren, wie viel Vertrauen es in die Fachperson hat und welche Erfahrungen es in der Logopädie oder in anderen Therapien bereits gemacht hat.

Komplexität der Thematik

Es war uns von Anfang an klar, dass wir nicht plötzlich eine einfache Lösung für ein solch komplexes Problem finden werden – eine solche haben auch Fachleute und „Stotterprofis" nicht gefunden, die wesentlich mehr über das Phänomen Stottern wissen als wir, viele Erfahrungen gesammelt und viel Zeit mit stotternden Kindern verbracht haben.

Praxisorientierung

Mit unserer praxisorientierten Arbeit möchten wir Logopädinnen ein Arbeitsinstrument anzubieten, welches ohne großen Aufwand und mit alltäglichen Materialien in der Therapie mit stotternden Kindern eingesetzt werden kann und durch die Orientierung an der Bewegung wesentlich zur Motivation der Kinder beiträgt. Lernen mit Bewegung ist kurzweilig, lustig, befreiend und vor allem kindgerecht. Die Dynamik der Bewegung kann in den Umgang mit dem Stottern oder in die Sprechweise selbst einfließen. Dies wirkt sich positiv auf den Therapieverlauf aus.

3.2 Aufbau

Fundament des Ideenpools

Das Fundament unseres Ideenpools bilden die beiden direkten Therapieansätze Non-Avoidance und Fluency Shaping. Während sich die Einbindung der Bewegung im Bereich Fluency Shaping bereits in vielerlei Hinsicht etabliert hat (vgl. Kapitel 2.3.1), betreten wir mit der Verbindung von Bewegung und Non-Avoidance – bis auf einige Ausnahmen – Neuland.

Therapiebereiche	**Lockeres Stottern**	**Blocklösestrategien**	**Sprechweise**
Therapieansätze	**Non-Avoidance** (neuer Umgang mit dem Stottern)		**Fluency Shaping** (Sprechmuster verändern)
Kindgerechte Beschreibung	**Känguru**	**Siebenschläfer**	**Chamäleon**
Ziele	■ Absichtliches Stottern ■ Variation des Stotterns	■ Einführen und Üben der Strategie Stoppen ■ Entspannen	■ Beeinflussung von Stimmgebung und Artikulation ■ Veränderung des Sprechtempos ■ Atemregulierung
Verbindungselemente zwischen Bewegung und Redefluss	■ Dynamik ■ Entspannung ■ Integration ■ Koordination ■ Rhythmus ■ Wahrnehmung	■ Atmung ■ Entspannung ■ Koordination ■ Übertragung ■ Wahrnehmung	■ Dynamik ■ Imitation ■ Interaktion ■ Koordination ■ Rhythmus ■ Rollenspiel ■ Übertragung
Körperelemente	**Katze** (Tonus), **Wal** (Atmung), **Esel** (Phonation), **Papagei** (Artikulation)		

Tab. 1: Die drei Therapiebereiche des Ideenpools

3.2.1 Therapiebereiche

Der Ideenpool besteht aus drei Therapiebereichen. Jeder Bereich widmet sich einem Schwerpunkt des Sprechens bzw. Stotterns und beinhaltet ihm zugrunde liegende Ziele. Wir haben jedem Bereich ein passendes Tier zugeordnet, um Kindern die Ziele des jeweiligen Bereichs zu veranschaulichen. Außerdem dienen die Tiere als Identifikationsfiguren, und der Bewegungsaspekt erhält durch sie mehr Gewicht:

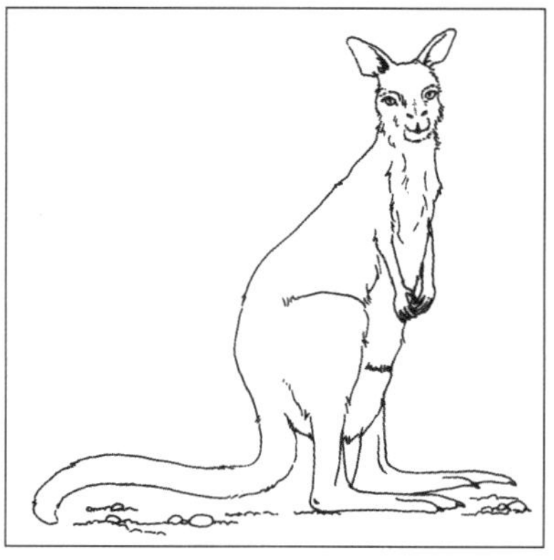

Abb. 12: Kängeru

Känguru – Lockeres Stottern

Das Känguru steht für den Schwerpunkt „Lockeres Stottern" und beeindruckt durch seine großen Sprünge. Trotz der sich dauernd wiederholenden Bewegungen bleibt das Känguru in seinen Bewegungen ganz locker und entspannt – nur so kommt es voran. Eine differenzierte Wahrnehmung des eigenen Stotterns ist die wichtigste Voraussetzung für die Arbeit an diesem Schwerpunkt. Die Spiel- und Übungsideen haben zum Ziel, das Kind zu animieren, mit seinem Stottern zu experimentieren. Das Kind soll absichtlich stottern und sein Stottern bewusst verändern (vgl. Braun et al., 2002).

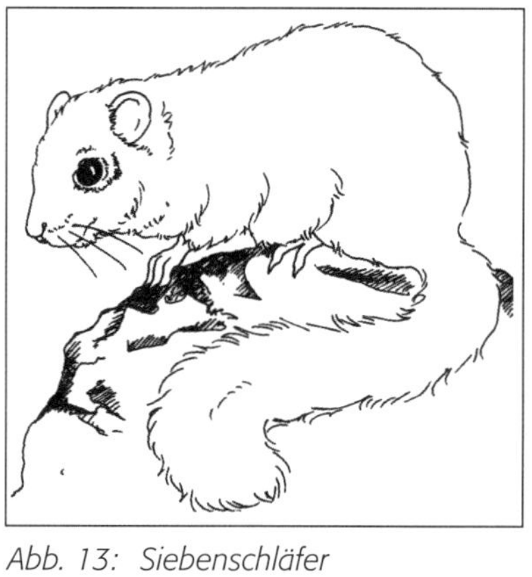

Abb. 13: Siebenschläfer

Siebenschläfer – Blocklösestrategien

Der Siebenschläfer unterbricht sein aktives Leben immer wieder durch ein entspannendes Nickerchen. Er macht viele Pausen und versinnbildlicht somit den Schwerpunkt „Blocklösestrategien". In Spielen und Übungen wird die Strategie Stoppen – eine vereinfachte Form des Pullout – eingeführt und geübt. Daneben kommt diesem Bereich das wichtige Ziel der Entspannung zu. Das Kind lernt, ein aufkommendes Stottern wahrzunehmen, zu kontrollieren, die Anspannung zu lösen und weich weiterzusprechen beziehungsweise locker weiterzustottern.

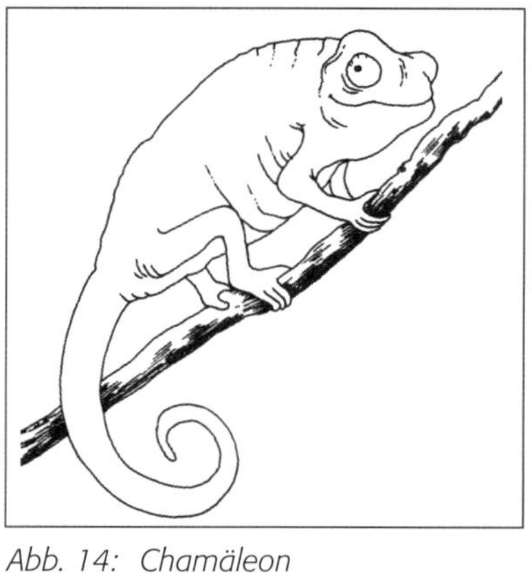

Abb. 14: Chamäleon

Chamäleon – Sprechweise

Das Chamäleon ist ein Verwandlungskünstler. Es ändert seine Farbe je nach Situation und Gemütszustand, so wie auch beim Schwerpunkt „Sprechweise" das Sprechmuster verändert werden soll. Wie beim Känguru geht es ums Ausprobieren, jedoch steht hier das flüssige Sprechen im Zentrum. Die Spiele und Übungen helfen dem Kind, sein Sprechtempo zu variieren, seinen Atem zu regulieren und seine Stimmgebung und Artikulation bewusst zu beeinflussen, um dem Stottern keine Chance zu geben (vgl. Natke, 2005).

3.2.2 Bewegungsinhalte

Einbezug der Bewegung in die Spielideen

„Das Erleben der körperlichen Ausdrucksmöglichkeiten, die Regulierung körperlicher Anspannung, das Erleben von Erschöpfung und Ermüdung, aber auch das Genießen von Ruhe und Entspannung gehören zu den wichtigen Erfahrungen, die Kinder in Bewegungssituationen machen können" (Zimmer, 2006, S. 23). Diese Bewegungserfahrungen bilden eine wichtige Grundlage für unseren Ideenpool. Aus den drei Tabellen, in denen Zimmer (2006, S. 23ff) „Möglichkeiten einer Begegnung von Bewegungs- und Sprachhandlungen" auflistet, haben wir folgende Punkte ausgewählt, die uns für die direkte Therapie mit stotternden Kindern relevant erscheinen.

Bewegungshandeln	Sprachliches Handeln
■ Körperwahrnehmung bei Ausdauerspielen, Atemübungen	■ den eigenen Atemraum erleben, das Atmen bewusst wahrnehmen
■ Wahrnehmung von Muskelspannung und Entspannung	■ Begriffe aufgrund von Vorstellungsbildern verstehen
■ akustische Reize/Informationen wahrnehmen, differenzieren, einordnen, darauf reagieren	■ auditive Wahrnehmung als Voraussetzung für Sprachentwicklung verfeinern
■ körpereigene Instrumente erproben: Schnipsen, Summen, Schnalzen, Zischen, etc.	■ die Ausdrucksfähigkeit der eigenen Stimme und des Körpers erleben
■ rhythmische Spiele, zu rhythmischen Vorgaben Bewegungsformen finden	■ Sprachrhythmus und Bewegungsrhythmus aufeinander abstimmen, rhythmische Verse zur Bewegung finden, Nachsprechen von Reimen
■ die Kraft der eigenen Bewegung erfahren und dosieren	■ Begriffe wie schwer und leicht verstehen und unterscheiden
■ zeitliche Strukturen der Bewegung erkennen, die eigene Bewegung einem vorgegebenen Rhythmus anpassen, schnell – langsam laufen	■ Sprachrhythmus und Bewegungsrhythmus aufeinander abstimmen, rhythmische Verse zur Bewegung finden
■ in Fantasierollen schlüpfen	■ Fantasierollen mit der eigenen Stimme inszenieren; Rollen mitteilen, dem Spielpartner erklären
■ Imitieren – Bewegungen imitieren, nachahmen	■ Sprachvorbilder nachahmen
■ in Spielen agieren und interagieren	■ Rollen sprachlich symbolisieren

Tab. 2: Parallelen von Bewegungs- und Sprachhandlungen (nach Zimmer, 2006, S. 23ff)

Relevante Parallelen für die Stottertherapie

Bei der Zusammenstellung der Spielbeschreibungen und der Auswahl der entsprechenden Sprach- und Bewegungshandlungen haben wir gemerkt, dass sich die oben abgebildete Tabelle nicht Eins zu Eins in die Stottertherapie übertragen lässt und mit Aspekten daraus ergänzt oder modifiziert werden muss. In der Tabelle auf Seite 39 findet sich die von uns angepasste, mit je einem Verbindungselement ergänzte und auf die Stottertherapie bzw. unseren Ideenpool zugeschnittene Version. Die Inhalte dieser Tabelle fließen in die Spiel- und Übungsideen ein. Die Tabelle dient uns als Orientierung bei den Zielsetzungen (▶ siehe Tabelle 3).

3.2.3 Körperelemente

Wie in Kapitel 2.3.1 bereits beschrieben, werden in der Stottertherapie Elemente aus der Atem- und der Stimmtherapie verwendet. Diese vier Elemente – Tonus, Atmung, Phonation und Artikulation – spielen auch in den unserem Ideenpool zugrunde liegenden Bereichen Non-Avoidance und Fluency Shaping eine wesentliche Rolle. Deshalb haben wir dafür ebenfalls Tiere ausgewählt. Sie versinnbildlichen je eines dieser Elemente und geben in den einzelnen Spielen und Übungen direkt an das Kind gerichtete Hinweise.

Bewegung	Verbindung	Redefluss
■ Zeitliche Strukturen der Bewegung erkennen ■ die eigene Bewegung einem vorgegebenen Rhythmus anpassen ■ schnell - langsam laufen	**Rhythmus**	■ Sprech- und Bewegungsrhythmus aufeinander abstimmen
■ Wahrnehmung von Entspannung ■ Wahrnehmung von Anspannung und Entspannung	**Entspannung**	■ körperliche Entspannung ins Sprechen bzw. Stottern einfließen lassen ■ aus der Entspannung heraus mit der Stimme experimentieren ■ Begriffe aufgrund von Vorstellungsbildern verstehen
■ fließende Bewegung dem Sprechen bzw. Stottern anpassen	**Integration**	■ Veränderungen im Sprechfluss in eine vorgegebene Bewegung übertragen
■ Dynamik bzw. Kraft der eigenen Bewegung erfahren und dosieren	**Dynamik**	■ Begriffe wie „gedehnt" und „kurz", „hart" und „weich" verstehen und unterscheiden ■ Ausdrucksfähigkeit der Stimme erfahren
■ Körperwahrnehmung ■ Wahrnehmung von Kraft ■ taktile Wahrnehmung einer Veränderung	**Wahrnehmung**	■ Artikulationspositionen und -arten bewusst erleben ■ Begriffe aufgrund von Vorstellungsbildern verstehen ■ auf taktile Impulse mit der Stimmgebung reagieren
■ Atemübungen, Aus- und Einatmung durch Bewegung unterstützen	**Atmung**	■ das Atmen bewusst wahrnehmen
■ in Spielen agieren und interagieren	**Interaktion**	■ Sprechweise der Bewegungshandlung des Spielpartners anpassen
■ Imitieren – Bewegungen imitieren, nachahmen	**Imitation**	■ Sprechvorbilder nachahmen
■ in Fantasierollen schlüpfen, das Bewegungstempo verändern	**Rollenspiel**	■ Fantasierollen mit veränderter Sprechweise inszenieren ■ Rollen mitteilen, dem Spielpartner erklären
■ Bewegungskoordination ■ gezielte Bewegungsausführung	**Koordination**	■ Sprechkoordination
■ die Bewegung eines Gegenstands auslösen ■ Wahrnehmen einer Veränderung	**Übertragung**	■ gezielte Anwendung einer Blocklösestrategie ■ die beobachtete Bewegung als Sprechimpuls nutzen ■ auf Impulse stimmlich reagieren

▶ *Tab. 3: Verbindung von Bewegung und Redefluss (Beckert & Willi, 2010, in Anlehnung an Zimmer, 2006, S. 23ff)*

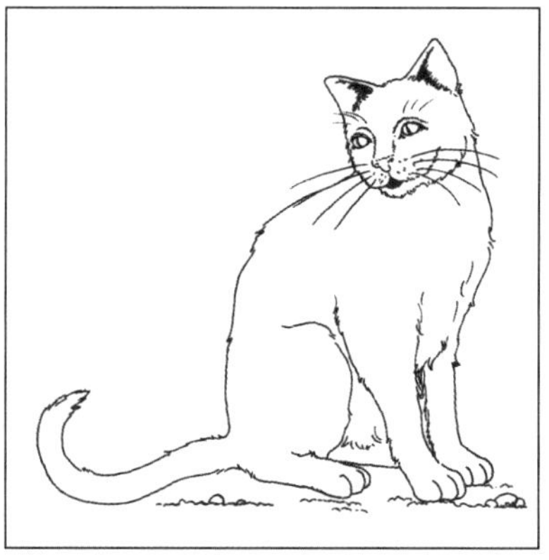

Abb. 15: Katze

Katze – Tonus

Die Katze kann gemütlich auf dem Sofa in der Stube liegen und sich durch nichts stören lassen. Doch wenn sie auf der Jagd ist, hat sie einen geschmeidigen, leisen Gang und einen konzentrierten Blick. Erblickt sie eine Maus, spannt sich jeder einzelne Muskel ihres Körpers, bevor sie zum Sprung ansetzt. Die Katze macht das Kind in den Spielen und Übungen auf Tonus und Haltung aufmerksam. Sie gibt Tipps, worauf das Kind achten muss, um sich richtig entspannen zu können, hilft aber auch mit, im richtigen Moment, z. B. beim Sprechbeginn, eine angepasste Grundspannung zu erreichen.

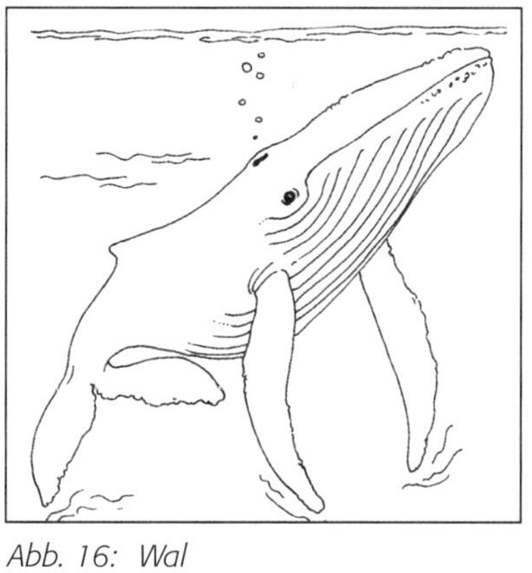

Abb. 16: Wal

Wal – Atmung

Der Wal ist unschlagbar, was seinen Umgang mit Sauerstoff anbelangt. Um zu atmen, kommt er regelmäßig an die Wasseroberfläche und verschwindet dann wieder im Meer, um lange Tauchgänge durchführen zu können. Durch seine großen „Nasenlöcher" an der Oberseite seines Kopfes strömt die Luft ein und aus. Ein guter Atemrhythmus hilft auch dem Kind, im Sprechfluss zu bleiben oder wieder in diesen hineinzukommen. Der Wal steht dem Kind mit Rat und Tat zur Seite.

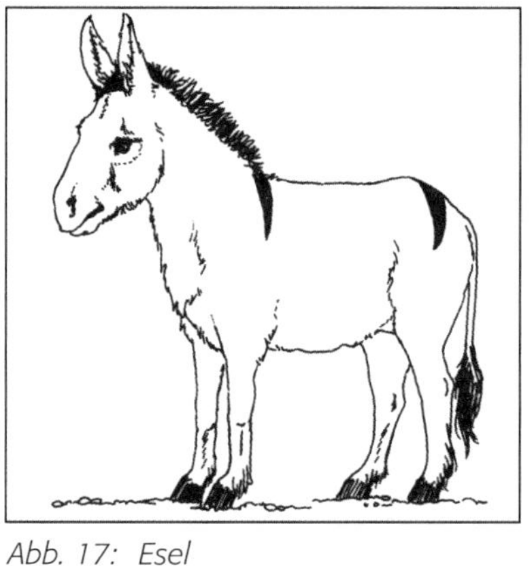

Abb. 17: Esel

Esel – Phonation

Den Esel hört man von Weitem. Sein lautes I-A ist unverkennbar. Mit seiner Stimme kann er sich selbstbewusst durchsetzen. Er weiß, was er will, kann sich wehren und ist manchmal ziemlich stur. Kinder, die schüchtern und leise sprechen, können vom Esel viel lernen. Er zeigt ihnen, wie sie laut und überzeugt mit dem Sprechen beginnen und sich damit Gehör verschaffen können. Obwohl der Esel selber keinen weichen Stimmeinsatz hat, macht er den Kindern Mut, mit weicher Stimme zu sprechen.

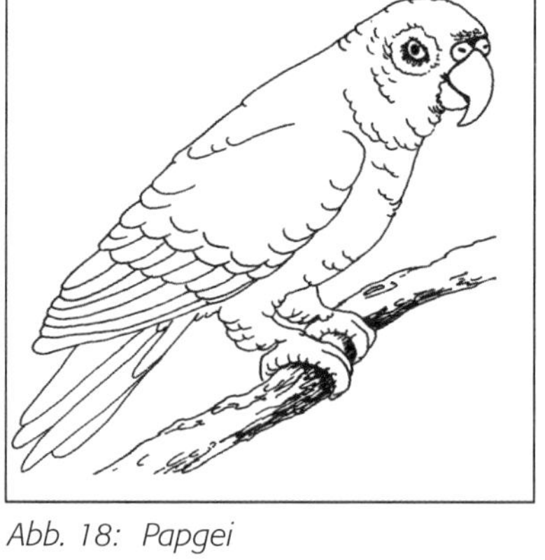

Abb. 18: Papgei

Papagei – Artikulation

Der Papagei ist ein cleveres Tier. Er plappert uns die lustigsten Dinge nach. Dabei können wir wirklich verstehen, was er sagt, denn er bemüht sich, deutlich zu sprechen und korrekt zu artikulieren. Er hat sein Sprechwerkzeug im Griff, auch wenn er ein bisschen krächzt. Gerne hilft er Kindern, Laute richtig auszusprechen und nimmt ihnen die Angst vor dem Plappern – auch bei schwierigen Wörtern.

3.2.4 Ideen-Übersicht

Die folgende Tabelle gibt einen Überblick über alle im Ideenpool vorkommenden Ideen mit ihren Zielen und Verbindungselementen zwischen Bewegung und Redefluss.

Therapiebereich: Lockeres Stottern

Nr.	Ideen	Ziele	Verbindung Bewegung-Redefluss
1	Bewegte Geschichte	Identifikation	Koordination
2	Autorennen	Lockeres Stottern auf Wortebene	Koordination
3	Hüpfsilben	Anfangssilben auf Wortebene locker stottern	Rhythmus
4	Hängematte	Im freien Sprechen locker stottern	Entspannung
5	Vokal Tschaka	Lustvoll stottern	Rhythmus
6	Stotterzeichnen	Pseudosymptome erkennen und selber produzieren	Rhythmus
7	Schnurtelefon	Prolongationen ins freie Sprechen einbauen	Dynamik
8	Hirsesäcklein im All	Stottersymptome erkennen und locker überwinden	Integration
9	Gummitwist-Rätsel	Anfangssilben auf Wortebene locker wiederholen	Rhythmus
10	Himmel und Hölle	Silben locker wiederholen	Koordination
11	Känguru-Wörter	Anwendung von lockerem Stottern auf Wortebene	Rhythmus
12	Stuhlwandern	Lockeres willentliches Stottern auf Wortebene (An-/In-/Auslaut)	Dynamik
13	Was gehört zusammen?	Lockeres willentliches Stottern auf Wortebene	Dynamik
14	Wortenthüllung	Anfangssilben auf Wortebene prolongieren	Dynamik
15	Wörterspaziergang	Laute und Lautübergänge wahrnehmen	Wahrnehmung
16	Wäscheklammer-Fangen	Lockeres willentliches Stottern auf Wort- und Satzebene	Dynamik
17	Pappteller-Stottern	Anwendung von lockerem Stottern auf Satzebene	Koordination
18	Zehnerspiel	Anwendung von lockerem Stottern auf verschiedenen linguistischen Ebenen	Rhythmus/ Koordination
19	Stuhlwechsel	Bewusster Wechsel zwischen lockeren Stottern und veränderten Sprechweisen	Koordination – Umschaltleistung

Tab. 4.1: Übersicht über die Spielideen.

Therapiebereich: Blocklösestrategien

Nr.	Ideen	Ziele	Verbindung Bewegung-Redefluss
20	Tiefseetauchen	An- und Entspannung als Gegensätze erleben	Entspannung
21	Sich selbst hören	Eigenen Atem und eigene Stimme wahrnehmen	Entspannung
22	Schal-Entspannung	Entspannung im Kopfbereich	Entspannung
23	Durch Spannung entspannen	Ganzkörperliche Entspannung mit Hilfe von PMR (Progressiver Muskelrelaxation)	Entspannung
24	Einfrieren	Strategie Stoppen anwenden	Übertragung
25	Baumhüttenspiel	Entspannung und gelöstes Lautieren	Koordination
26	Baum im Sturm	Auswirkung offener Stimmlippen erfahren	Wahrnehmung
27	1,2,3 und Stopp	Blocklösestrategie Stoppen bewusst umsetzen	Dynamik
28	Bierdeckelentspannung	Atemwahrnehmung und Entspannung	Koordination/ Wahrnehmung
29	Elfmeter-Schießen	Pause mit Aus- und Einatmung bewusst anwenden	Koordination
30	Stoppball	Vor dem Sprechen bewusst ein- und ausatmen	Atmung
31	Kästchen-Spiel	Gedehntes Sprechen	Koordination
32	Knoten	Stimmgebung kontrolliert unterbrechen	Wahrnehmung
33	Kreuzen verboten	Gedehntes Sprechen mit unterschiedlicher Dauer	Koordination
34	Muschelsuche	Atmung in einer Blockierung verändern	Atmung
35	Radar	Strategie Stoppen anwenden	Koordination
36	Zielscheibe	Strategie Stoppen bei Stolperwörter anwenden	Koordination

Tab. 4.2: Übersicht über die Spielideen

Therapiebereich: Sprechweise

Nr.	Ideen	Ziele	Verbindung Bewegung-Redefluss
37	Kennenlern-Bingo	Kopplung Bewegung und Sprechen hin zu einer chilligen Sprechweise	Koordination
38	Sprechzeichnen	Sprechflüssigkeit durch Kopplung mit Grafomotorik	Koordination
39	Stille Post taktil	Chilliges Lautieren	Koordination
40	Dracula	Rhythmisiertes Sprechen	Koordination
41	Pizza-Massage	Chilliges Sprechen	Koordination/ Entspannung
42	Pferderennen	Rhythmisierte Sprechweise und lockere Stimmgebung	Koordination
43	Löwenjagd	Kopplung Sprechen und Bewegung hin zu einer rhythmisierten Sprechweise	Koordination
44	Böse 7	Rhythmisiertes Sprechen	Koordination
45	Zeitlupenland	Reduktion des Sprechtempos	Rollenspiel
46	Rücken-Montagsmaler	Chilliges Sprechen	Koordination
47	Wörterschlange	Wörter miteinander verbinden	Koordination
48	Weiche Landung	Mit weichem Stimmeinsatz sprechen	Übertragung
49	Wiwikon und Blablafu	Gemütliche Sprechweise anwenden	Rhythmus/ Koordination
50	Stuhlkreis	Auf unterschiedliche Art und Weise sprechen	Rollenspiel
51	Streichelzoo	Mit weichem Stimmeinsatz sprechen	Dynamik
52	Sprechjonglieren	Die Lautstärke der Stimme variieren	Dynamik
53	Ballonsprechen	Vokale und Silben dehnen	Interaktion
54	Achterbahn	Formen als Sprechhilfe einsetzen	Dynamik
55	Roboter	Rhythmisches Sprechen	Rhythmus
56	Mein rechter und linker Platz ist leer	Deutlich artikulierte und gemütliche Sprechweise	Rhythmus
57	Geduldsfaden	Sprechtempo reduzieren	Imitation
58	Die Fahrt mit dem Bus	Umsetzen von verschiedenen Sprechtempi	Koordination
59	Der gesungene Weg	Beim Singen die eigene Stimme flüssig erleben	Rhythmus
60	Boing	Koordination Sprech- und Bewegungsbeginn, kraftvolle Sprechweise	Koordination

Tab. 4.3: Übersicht über die Spielideen

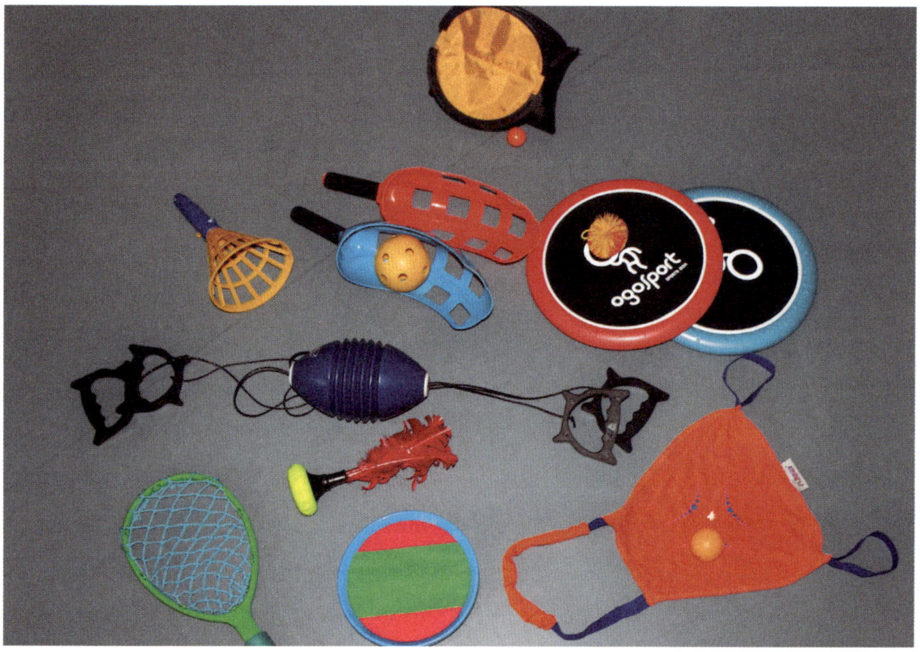

■ *Viele ‚Strandspiele' eignen sich zum bewegungsorientierten Einsatz in der Logopädie*

3.3 Methodisch-didaktische Hinweise und therapeutische Überlegungen

Bevor wir die konkrete Arbeit anhand einzelner Spielideen ausführlich darstellen, möchten wir noch einige allgemeine Überlegungen zur Arbeit mit dem Ideenpool einbringen. Wir weisen auf die Wichtigkeit einer adäquaten Kommunikation hin und geben Tipps zur Gestaltung und zum Ablauf einer Stunde mit unseren Spielen und Übungen.

3.3.1 Begegnung mit dem Kind

Kontaktaufnahme

Unsere Erfahrungen und Beobachtungen aus der Praxis verdeutlichen, wie spielerisch gestaltete Übungen in einen jeweiligen Therapieablauf eingebettet sein können. Doch zuerst muss das Kind überhaupt im Therapieraum ankommen, physisch und mental. Der Beginn einer Stunde, in der Kommunikation in all ihren Facetten erlebt werden kann, ist richtungsweisend für den weiteren Verlauf. Manchmal braucht man etwas Zeit, bis man weiß, was das Kind gerade beschäftigt. Oft führen seine Erzählungen über Umwege zu einem Punkt, der uns wichtige Hinweise zum weiteren Vorgehen in der Therapiestunde geben kann. Der Einsatz von Ritualen kann hier wertvolle Dienste leisten. Rituale geben einen Rahmen und vermitteln dem Kind und der Therapeutin Sicherheit.

Haltung der Therapeutin

Die Therapeutin muss einerseits bezüglich der Therapiegestaltung flexibel sein, andererseits jedoch konkrete Therapieziele formulieren. Offenheit, Verständnis, Kreativität, Einfühlungsvermögen und Spontaneität sind hier gefragt.

3.3.2 Spielerische Übungen positiv erfahren

Einbettung des Spiels

Die Therapeutin muss auf das Kind eingehen können, versuchen es dort abzuholen, wo es steht. Gerade bei Übungen ist es wichtig, dass das Kind dazu bereit ist und mit allen Sinnen dabei sein kann. Eine Übung sollte in einem Zusammenhang mit dem Geschehen während der Stunde stehen. Oft braucht es einen passenden Übergang, was sich idealerweise spontan ergibt. Da dies bekanntlich selten der Fall ist, wird hierzu eine ganze Reihe von Fähigkeiten von einer Therapeutin verlangt:

Anforderungen an die Therapeutin

- ein differenziertes Wahrnehmungsvermögen
- ein Feingefühl dafür, was wann möglich sein könnte
- Einfühlungsvermögen
- die Fähigkeit zu führen und vorauszudenken

Spielerisches Üben

Man darf nicht glauben, dass Kinder grundsätzlich keine Freude am Üben haben. Hat eine Übung ein ausgewogenes Maß bezüglich des Schwierigkeitsgrades, wird das Kind also so gefordert, dass es Erfolg erlebt und zeigen kann, was es schon kann, dann wird es sich bestimmt gerne einer Übung widmen. Die Therapeutin muss aber auch merken können, wann eine Übung beendet werden oder zu einer anderen Übung übergegangen werden sollte.

Jede Übung soll einen spielerischen Charakter bzw. Anteil haben, welcher der Übung etwas Leichtes verleiht und sie kindgerecht macht. „Das Kind bleibt lern- und imitationsfreudig, solange die Unbeschwertheit, ... also solange die Kommunikation und Handlung im Vordergrund stehen dürfen" (Katz-Bernstein, 2003, S. 17). Außerdem gibt uns in der logopädischen Therapie jedes Spiel immer zusätzliche Hinweise über das Kind. Dies ist eine Frage der Erfahrung und des grundsätzlichen Wissens über das Wesen des Spiels.

3.3.3 Variation auf verschiedenen Ebenen

Anpassungsmöglichkeiten

Das Prinzip der Variabilität gilt in verschiedener Hinsicht für die Inhalte des Ideenpools und lässt die Spiele und Übungen unterschiedlich zum Einsatz kommen:

- **Zeitpunkt innerhalb einer ganzen Therapiedauer:**
  Eignet sich ein bestimmtes Spiel zum momentanen Zeitpunkt überhaupt, könnte es angepasst werden oder wird es zu einem späteren Zeitpunkt eingesetzt?

- **Vertrautheitsgrad mit dem jeweiligen Spiel:**
  Auf Wunsch des Kindes könnte ein bekanntes und beliebtes Spiel zu Beginn oder als Abschluss der Therapieeinheit durchgeführt werden. Neue Spiele brauchen entsprechend mehr Zeit, um in Ruhe eingeführt werden zu können, evtl. braucht es eine gezielte Vorbereitung.

- **Interesse und Bereitschaft des Kindes:**
  Das Interesse für ein Spiel kann auf Umwegen entstehen. Vielleicht müssen wir ein Spiel leichter oder kniffliger gestalten, um dem Kind im Spiel ein Erfolgserlebnis vermitteln zu können. Vielleicht ist ein Kind heute nicht bereit, dafür nächstes Mal.

Bezüglich der Tiere, die den Körperbereichen zugeordnet sind (Katze, Wal, Esel, Papagei), hat ein Kind vielleicht einen ganz speziellen Bezug zu einem der Tiere.

- **Schwerpunkt des zu übenden Bereichs im hierarchischen Therapieaufbau:** Die Individualität des Kindes, wie aber vor allem auch das individuelle Erscheinungsbild des Stotterns bestimmen den Zeitpunkt eines Spieles mit.

- **Passung des Spieles in einen allgemeinen therapeutischen Kontext:** Es könnte sein, dass der Rahmen eines Spiels zum momentan behandelten Schulthema des Kindes passt oder entsprechend angepasst werden kann. Im Rahmen einer interdisziplinären Zusammenarbeit von Logopädie und Lehrkörper könnte dieser Aspekt auch in die Planung aufgenommen werden.

- **Veränderbarkeit des Spieles:** Die spielerischen Übungen des Ideenpools lassen sich unterschiedlich variieren, manche vielleicht nur geringfügig, andere mehr.

Wir sind uns bewusst, dass die Altersspanne von sechs- bis zwölfjährigen Primarschulkindern sehr groß ist. Die Kinder durchlaufen während dieser Zeit verschiedene Entwicklungsstufen. Außerdem stehen Kinder gleichen Alters oft an ganz unterschiedlichen Stufen/Punkten ihrer Entwicklung. Letzteres gilt insbesondere für Kinder, die eine Therapie besuchen. Wir haben die Spiele und Übungen so gestaltet, dass sie verändert und angepasst werden können.

3.3.4 Therapiesetting

Gruppensetting

Im Grunde lassen sich alle Spiele des Ideenpools – teilweise mit leichten Anpassungen – sowohl im Einzel- als auch im Gruppensetting durchführen. Zum Aspekt der Gruppentherapie ist zu bedenken, dass „...eine Kombination von Einzel- mit Gruppentherapiestunden für die Altersgruppe der Sieben- bis Zwölfjährigen optimal erscheint" (Kuckenberg, 2008, S. 274). Sandrieser & Schneider (vgl. 2008) nennen die Arbeitsbereiche Stottersymptomatik, Psychische Reaktionen und Risikofaktoren als Arbeitsbereiche einer Gruppentherapie. Eine Gruppentherapie bietet für das Erlernen und Erproben von sprachlicher und sozialer Kompetenzen ein günstiges therapeutischen Setting. Der therapeutische Effekt der Gruppentherapie besteht einerseits in der Erfahrung, dass andere Menschen ähnliche Probleme haben. Andererseits sind z. B. Rückmeldungen über das eigene Verhalten, die Verbalisierung von Fortschritten und der Austausch über Tipps bei der Umsetzung der Therapieinhalte, welche man von den Mitgliedern einer solchen Gruppe bekommt, oft wirksamer als von einer Therapeutin. Die Gruppe kann – ähnlich wie die Vertrautheit mit der Therapeutin in der Einzelsituation – einen geschützten Rahmen, einen „safe place", darstellen. Die Gruppe schafft so Kontaktmöglichkeiten mit ebenfalls Betroffenen, baut Isolation ab, kann damit verbunden die Sprechfreude steigern, Unterstützung bei Veränderungsschritten geben und ein Forum für den Austausch über Gefühle und Gedanken bezüglich des Stotterns bieten. Ferner stellt die Gruppe sowohl diagnostisch als auch therapeutisch eine Realitätsnähe her, die z. B. einen Transfer auf den Alltag deutlich erleichtern kann.

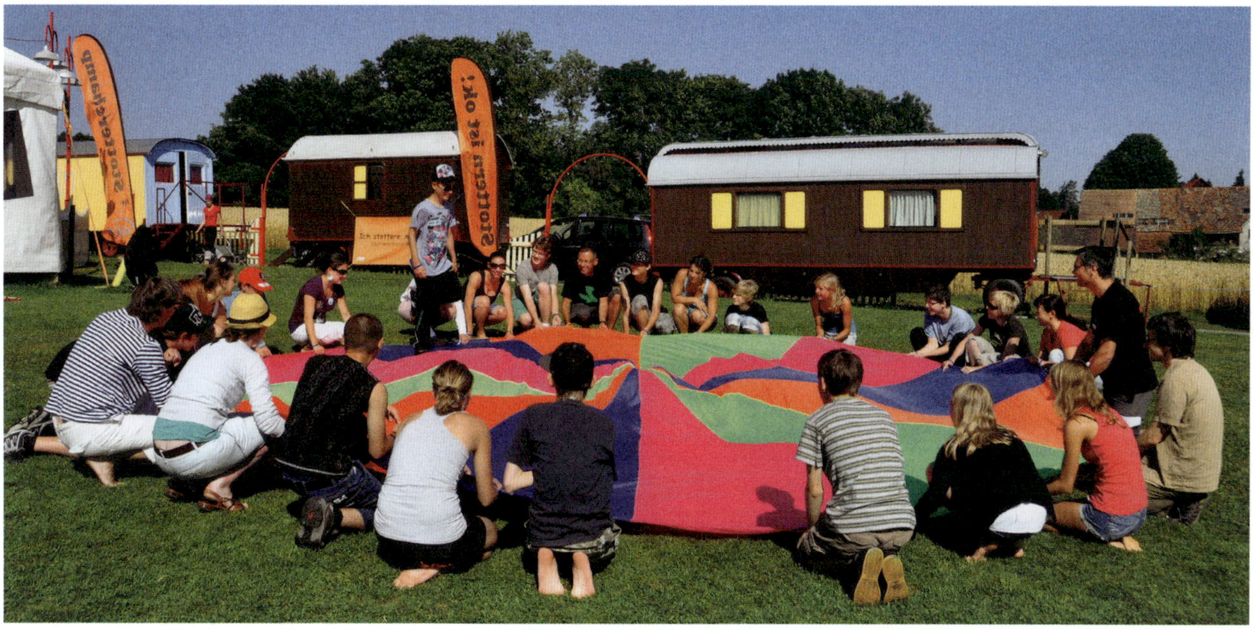

■ *Die Gruppe als Chance*

Gerade in Hinsicht auf die internationale Klassifikation der Funktionsfähigkeit, Behinderung und Gesundheit (ICF) wird deutlich erkennbar, dass die Kontextfaktoren und somit auch Gruppensettings als Möglichkeit der Stärkung (kommunikativer) Aktivität in Zukunft viel stärker berücksichtigt werden sollen und müssen. ICF-basiertes Arbeiten (vgl. Hansen 2010) heißt eine Ausweitung des Fokus Körperfunktion (flüssiges Sprechen/Stottern, Abbau von Angst) hin zur Berücksichtigung von Umweltfaktoren (Einbezug der Eltern und Schule) und zur Förderung von Teilhabe (Gruppentherapie, In-vivo-Arbeit, Einbezug von Personen des Umfeldes in die Therapie, Transfer von Therapieinhalten in Alltag).

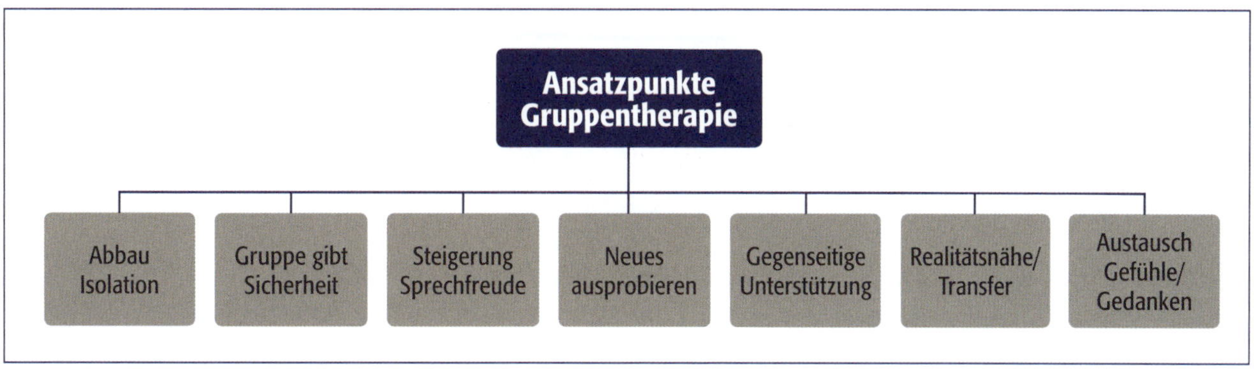

Abb. 19: Ansatzpunkte Gruppentherapie

Unabhängig vom Setting ist die Rolle der Eltern – sie „begleiten den Behandlungsprozess kontinuierlich und werden regelmäßig in die Therapiestunden mit einbezogen" (Kuckenberg, 2008, S. 274). Idealerweise partizipieren die Eltern und nehmen aktiv an der Therapie teil. Sie können hierbei innerhalb der Therapie als Modell, als Übungspartner und als Unterstützung für den Transfer fungieren. Durch die Teilnahme entwickelt sich eine Transparenz des Therapiegeschehens. Der Austausch zwischen Therapeutin und Eltern ist von „Gemeinsam Erlebtem" und nicht von „Berichterstattung" geprägt. Die Eltern können die Therapieschritte und -erfolge direkter nachvollziehen und entwickeln sich zunehmend als „Profis" für Stotterfragen.

Einbezug der Eltern

3.3.5 Kommunikationsformen

Wir sind der Meinung, dass das folgende Zitat von Katz-Bernstein auch auf unsere Spiel- und Übungssammlung zutrifft:

Kommunikation zwischen Kind und Therapeutin

„Bei allen ... Spielen geht es darum, mit dem Kind in eine Kommunikation zu treten in einem Rahmen, der nicht überfordert, der möglichst lustbetont ist und dabei dem Kind unsere Offenheit, wohlwollende Haltung, Gewährung und Wärme einerseits, andererseits aber auch Rahmen, Strukturen und Sicherheit vermittelt. Das Kind kann uns dabei über das Spiel kennenlernen, sich an uns gewöhnen und Vertrauen fassen." (Katz-Bernstein, 2003, S. 77)

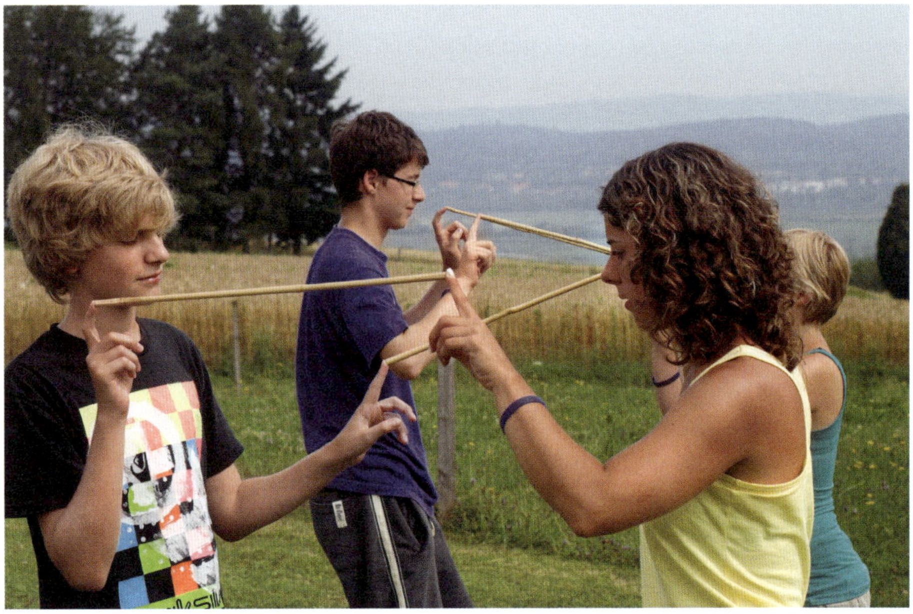

■ *Kommunikationsform Führen und geführt werden*

Der Begriff der „Kommunikation" ist heute in aller Munde. Das, was Kommunikation ausmacht und was sie bewirken kann, findet oft im Kleinen, fast Unscheinbaren statt. So lohnt es sich, auch bezüglich der Kommunikationsformen nach einem bewährten Modell Ausschau zu halten. Ein solches haben wir bei Katz-Bernstein (2003) gefunden. Sie schlägt die Durchführung von Übungen mittels folgender Kommunikationsformen vor.

Kommunikationsformen nach Katz-Bernstein

Dabei ist darauf zu achten, dass sie „mit steigendem Schweregrad" (Katz-Bernstein, 2003, S. 76) angewandt werden:

1. Vormachen – Nachmachen
2. Frage – Antwort
3. Geführtwerden – Führen
4. Abwechselndes Gestalten
5. Gemeinsames Gestalten
6. Geschehen lassen" (ebd.)

3.3.6 Einsatz der Tiere

Abwechslungsreiche Gestaltungsmöglichkeiten

Sowohl die für die Therapiebereiche stehenden Tiere Känguru, Siebenschläfer und Chamäleon wie auch den Esel, die Katze, den Wal und den Papagei haben wir bereits als Sinnbilder für die Körperelemente Tonus, Atmung, Phonation und Artikulation vorgestellt. Der Einsatz dieser Tiere ist als freiwillige Option gedacht. Werden sie eingesetzt, können sie hilfreiche Dienste leisten. Alle Kinder mögen Tiere, deshalb begegnen wir ihnen oft und gerne als Identifikationsfiguren in Logopädiezimmern. Jedes Tier verdeutlicht durch seine Eigenschaften auf kindgerechte Art und Weise Ziele und Aspekte der komplexen Stotterthematik.

Tiere als wichtige, kindgerechte Umsetzungshilfen

Wenn am lockeren Stottern gearbeitet wird, begleitet das Plüschkänguru das Kind ins Zimmer. Der Siebenschläfer erzählt dem Kind, das dabei ist, Blocklösestrategien zu erwerben, wie gut er sich entspannen und Pausen machen kann. Das Chamäleon verändert seine Farbe je nach angewandter Sprechweise. Es darf auch mal ein Stoffpapagei eine Hilfestellung krächzen, ein Plastikwal aus dem Waschbecken auftauchen, um prustender Weise seine Atemkünste zu demonstrieren, der Stoffesel mit seiner Stimme beeindrucken oder die Strickkatze Spannung bzw. Entspannung vorzeigen und zum Nachmachen animieren.

Die Tiere werden bestimmt auch gerne zu Hause ausgemalt, selber gezeichnet oder als Nähbild gebastelt. Sie ermöglichen bzw. unterstützen so den Transfer. Gute Tipps und lobende Worte könnten die Tiere als Sticker im Logo-Heft oder auf einem Postenblatt, einer Kinder-Urkunde o. Ä. geben. Es ist dann nicht direkt die Logopädin, sondern das Tier, das mit seinen guten Ideen das Kind weiterbringen kann und für Abwechslung und Spaß sorgt.

3.3.7 Materialien und Ort des Geschehens

Leicht zu beschaffen, einfach zu ersetzen

Als Materialien zu den Spielen und Übungen haben wir uns auf solche beschränkt, von denen wir denken, dass sie bereits in vielen Logopädiezimmern vorhanden sind. Ansonsten sollten sie leicht zu beschaffen sein oder können durch andere Materialien ersetzt werden.

Materialkiste

Es gibt in unserem Ideenpool auch Spiele, die sich zur Durchführung zu Hause eignen. Damit das zum Spiel benötigte Material im Logopädiezimmer nicht fehlt, schlagen wir vor, dass das Kind über eine eigene Materialschachtel verfügt, die zum Beispiel in einer Therapiestunde gemeinsam gestaltet werden kann. Darin könnte sich dann u. a. eine eigene Schnur mit Knoten, eigene Muscheln, ein Hirsesäcklein usw. befinden. Ferner verwenden wir eine Vielzahl von einfachen Strand- und Outdoorspielen, die wir für unsere Zwecke fremdverwenden (▶ **siehe Seite 44**).

Therapie außerhalb des Therapiezimmers

Stottern bewegt ist auch ein Plädoyer für die Öffnung des Therapiegeschehens auch außerhalb des Therapiezimmers. Die Wiese vor der Praxis, der „Bolzplatz" in der Nähe oder der Innenhof neben der Therapiestelle bieten sich für Bewegungsspiele an. Auch erachten wir die Konfrontation mit realen Situationen als einen wichtigen diagnostischen und therapeutischen Meilenstein.

In-vivo-Arbeit

In-vivo-Arbeit („im wirklichen Leben") ist eine Methode, die gezielt und systematisch im Lebensumfeld des Betroffenen zum Einsatz kommt. Sie steht als therapeutische „Out-door-Aktivität" gleichberechtigt neben den therapeutischen „In-door-Aktivitäten". „In-vivo-Arbeit kann sehr unterschiedlichen Zielsetzungen dienen. Die Veränderungsprozesse, die mit dieser Methode zu erreichen sind, betreffen die breite Palette menschlichen Erlebens und Verhaltens, also Gefühle und Einstellungen, körperliche Befindlichkeiten und Handlungsweisen von Personen." (Wendlandt, 2003).

Die In-vivo-Arbeit ist eine handlungs- und erlebnisaktivierende Methode und kann plakativ in folgende Phasen unterteilt werden (in Anlehnung an Wendlandt 2003):

1. Vorbereitung
- Entscheidung für einen Aufgabenschwerpunkt
- Handlungsziel und Trainingssituation konkretisieren
- nach Schwierigkeitsgrad staffeln
- Besprechen von möglichen Stolpersteinen

2. Rollenspiel
- Therapeutin spielt als Modell das Rollenspiel
- Patient spielt Rollenspiel
- Wiederholen und systematisches Üben

3. Reflektion des Rollenspiels
- Auswertung

4. Rollenspiel wiederholen

5. Warm laufen
- Ziele und mögliche Gefühle bei der ersten realen Umsetzung ansprechen
- Modellernen an der Therapeutin

6. Erste Umsetzung
- In vivo

7. Reflektion
- Befindlichkeit/Gefühlsebene
- Einschätzung/Erfolg

8. Zweite Umsetzung (Wiederholung)
- In vivo

9. Reflektion/ Bilanz ziehen, In-vivo-Journal erstellen

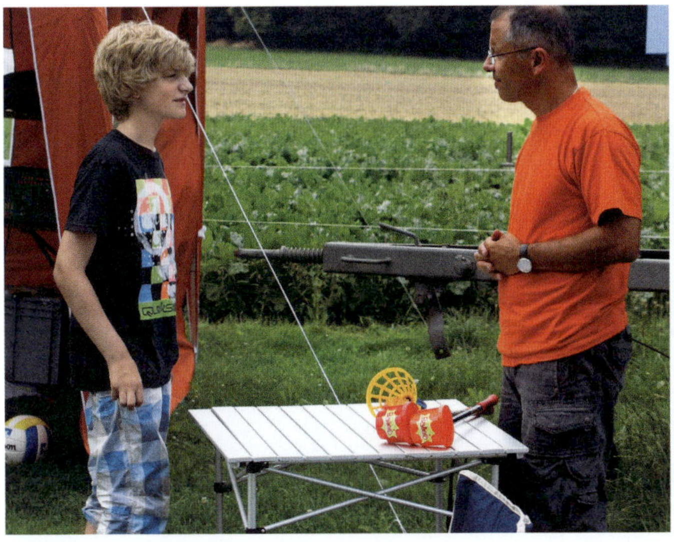

■ *Rollenspiel als Vorbereitung für In-vivo-Training*

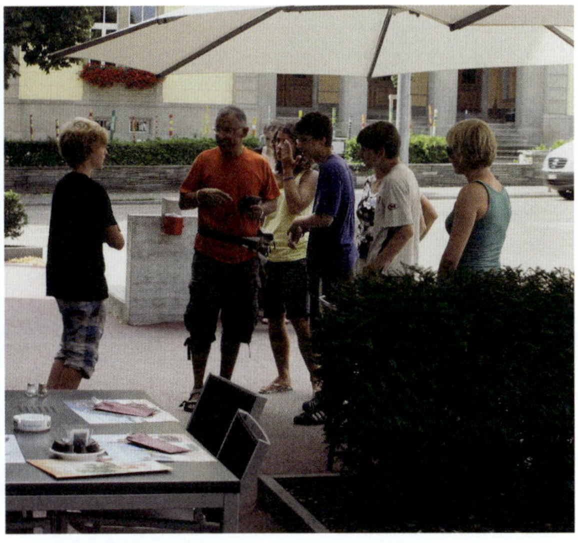

■ *Besprechung direkt vor In-vivo-Situation*

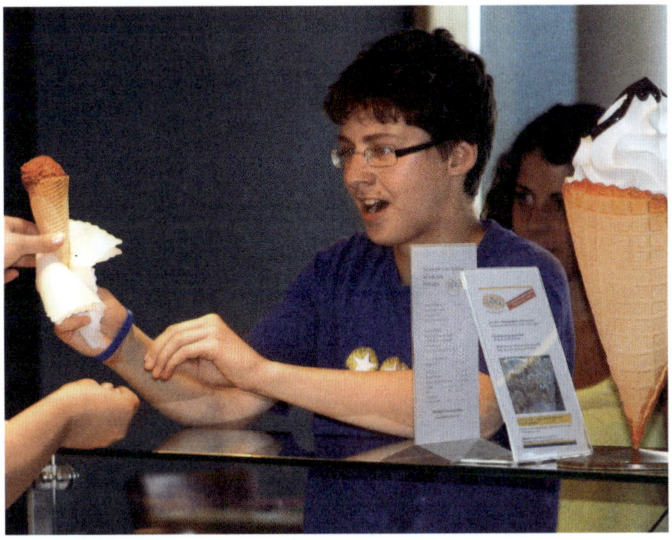

■ *In-vivo-Situation*

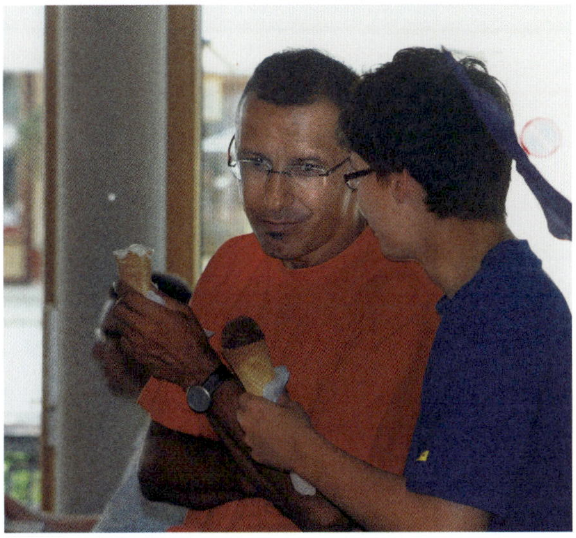

■ *Nachbesprechung direkt nach In-vivo-Situation*

3.4 Arbeiten mit dem Ideenpool

Im Folgenden wird anhand je einer ausgewählten Spielidee die mögliche Arbeit in den drei Therapiebereichen dargestellt.

3.4.1 Känguru (Lockeres Stottern)

Pseudostottern

Die unten abgebildete Übung „Hüpfsilben" beinhaltet zwei Hauptziele des Therapiebereichs „Lockeres Stottern". Die Übung zielt auf das „Absichtliche Stottern" und die „Variation des Stotterns". Die beiden Schwerpunkte bedingen einander, beide kommen in der folgenden exemplarischen Darstellung zum Ausdruck. Das Pseudostottern, das hier intensiv geübt und eingesetzt wird, „...eignet sich so gut, weil es das Erlernen von Selbstwahrnehmung und bewusster Kontrolle in Symptomen erleichtert. Gleichzeitig baut es die Angst vor dem Symptom ab" (Sandrieser & Schneider, 2008, S. 119f).

03 Therapiebereich: **Lockeres Stottern**

Hüpfsilben

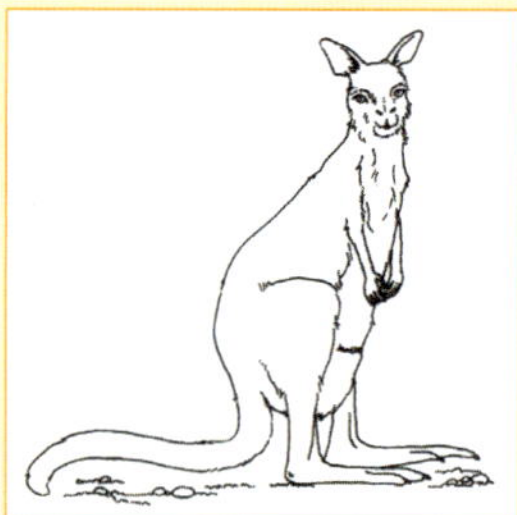

Therapieziel:
Anfangssilben auf Wortebene locker wiederholen

Idee:
Das Kind schreibt ein mehrsilbiges Wort an die Wandtafel, bei dem es oft stottert (z.B. Mandarine) und zergliedert das Wort in seine Silben. Es würfelt und beginnt mit Seilspringen. Dabei spricht es die erste Silbe so oft, wie der Würfel Augen anzeigt.

Grundidee: ▸ ■ **Rhythmus** ■

Bewegung	**Redefluss**
Zu rhythmischen Vorgaben Bewegungsformen finden	Sprech- und Bewegungsrhythmus aufeinander abstimmen

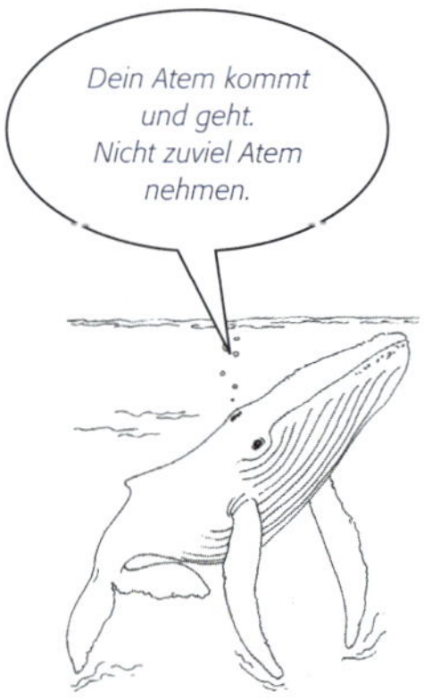

Tipps, Varianten, Anschlussübungen:

- Als Voraussetzung muss das Kind Seilspringen können. Ansonsten kann das Seil durch ein Minitrampolin ersetzt werden.
- Bei Kindern der ersten Klasse, die noch nicht ganze Silben erfassen können, kann mit einzelnen, schon bekannten Buchstaben gearbeitet werden. Die Therapeutin kann auch eine Silbe vorsprechen.
- Variante: Die Reihenfolge der Silben umdrehen oder durcheinanderbringen und so neue sinnfreie Wörter kreieren.

Material:
Springseil oder Minitrampolin, Tafel und Kreide oder Papier und Stift

Abb. 20: Spielbeschreibung Hüpfsilben

Folgende Überlegungen, die wir uns zur Durchführung des Spiels gemacht haben, können auf andere Spiele desselben Therapiebereichs übertragen werden:

Vorgehen beim Pseudostottern

Sandrieser und Schneider (2008, S. 119f) machen darauf aufmerksam, dass beim Pseudostottern hierarchisch vorgegangen werden soll. Ein Spiel wie dieses sollte deshalb mehrmals durchgeführt werden.

Jedes Mal kann in folgender Liste ein Schritt weitergegangen werden:

- „Modell der Therapeutin,"
- „Kind bestimmt über das Modell der Therapeutin,"
- „Modell der Therapeutin – Kind imitiert,"
- „Modell des Kindes – Therapeutin imitiert,"
- „Therapeutin bestimmt über das Stottern des Kindes."

Variation des sprachlichen Inputs

Zudem bietet es sich an, das Spiel zu variieren, indem andere Wörter oder gar kurze Sätze verwendet werden. Dabei kann beispielsweise nur noch jede rot markierte Silbe wiederholt werden, sodass ein immer natürlicheres Sprechmuster entsteht. Hier kann man sich auch an den von Katz-Bernstein vorgeschlagenen Kommunikationsformen (vgl. Kapitel 3.3.5) orientieren.

Der Wal (Körperbereich Atmung) macht in diesem Spiel darauf aufmerksam, dass sich der Atemrhythmus ganz automatisch an den Hüpfrhythmus des Kindes anpasst und ihm deshalb nie die Luft ausgehen sollte. Inwieweit und bei welchem Kind die Therapeutin die Hinweise dieser Tiere mit einbezieht, ist ihr überlassen.

3.4.2 Siebenschläfer (Blocklösestrategien)

Der Therapiebereich „Blocklösestrategien" beinhaltet zwei unterschiedliche Zielsetzungen. Am Spiel Muschelsuche erklären wir, wie sich die Strategie Stoppen einführen und automatisieren lässt.

34 Therapiebereich: **Blocklösestrategien**

Muschelsuche

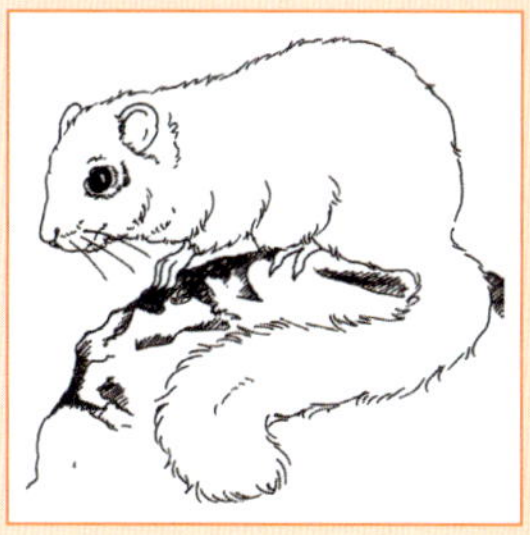

Therapieziel: **Die Atmung in einer Blockierung verändern**

Idee:
Im Sandkasten sind einige Muscheln oder Muggelsteine versteckt. Das Kind geht barfuß im Sandkasten herum. Wenn es auf eine Muschel tritt, realisiert es einen Pseudoblock und stoppt in seiner Bewegung. Es bückt sich, um die Muschel aufzuheben und atmet gleichzeitig aus. Es steht wieder auf; die Luft strömt ein. Das Kind geht weiter.

Grundidee: ▶ ■ **Atmung** ■

Bewegung	**Redefluss**
Atemübungen, Aus- und Einatmung durch Bewegung unterstützen	Das Atmen bewusst wahrnehmen

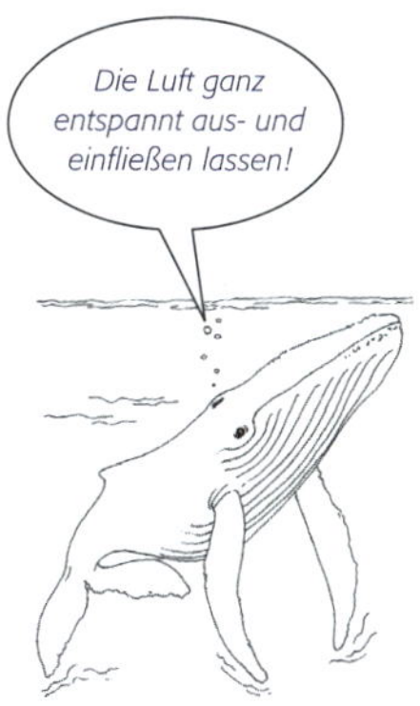

Tipps, Varianten, Anschlussübungen:

- In kälteren Jahreszeiten kann das Spiel im Logopädiezimmer z.B. auf einem Teppich gemacht werden. Das Kind trägt dann eine Augenbinde und ertastet die Muscheln durch die Socken. Als Variante können auch Bierdeckel (goldig bemalt sind es Goldtaler) auf dem Boden verteilt werden.
- Sobald das Kind die Strategie „Stoppen" rein von der Atmung her beherrscht, kann das Spiel sprachlich begleitet werden, z.B. kann das Kind erzählen, was es gerade macht, was es am Strand alles zu sehen gibt, was es im Sand noch finden möchte usw.
- Zur Weiterführung eignen sich einige Übungen aus dem Ideenpool (Einfrieren 24, Stoppball 30, Radar 35).

Material:
Sandkasten oder Teppichboden, Muscheln oder Muggelsteine oder Bierdeckel (goldig bemalt), für die Varianten drinnen: eine Augenbinde

Abb. 21: Spielbeschreibung Muschelsuche

Metasprache

Bei der Durchführung dieser Übung mit älteren Kindern finden wir es wichtig, die metasprachliche Ebene mit einzubeziehen. Den Kindern soll das Ziel der Übung transparent gemacht werden, denn nur, was ihnen sinnvoll erscheint, versuchen sie auch umzusetzen. Zur Veranschaulichung der Strategie Stoppen verweisen wir auf Abbildung 7 (siehe Seite 20).

Entscheidung für die Blocklösestrategie Stoppen

Zum Schwerpunkt dieser Übung ist noch zu sagen, dass wir uns im Ideenpool auf die Vermittlung der Blocklösestrategie Stoppen beschränken. Der Entspannungsaspekt nach der Blockierung ist durch die Ausatmung/das Loslassen nach der Blockierung vor allem für jüngere Schüler deutlicher vermittelbar (seh- und hörbares Modell der Therapeutin) und leichter umsetzbar.

Die ebenfalls zum Therapiebereich „Blocklösestrategien" dargestellte Übung Tiefseetauchen kann dem Ziel „Entspannen" zugeordnet werden.

20 Therapiebereich: **Blocklösestrategien**

Tiefseetauchen

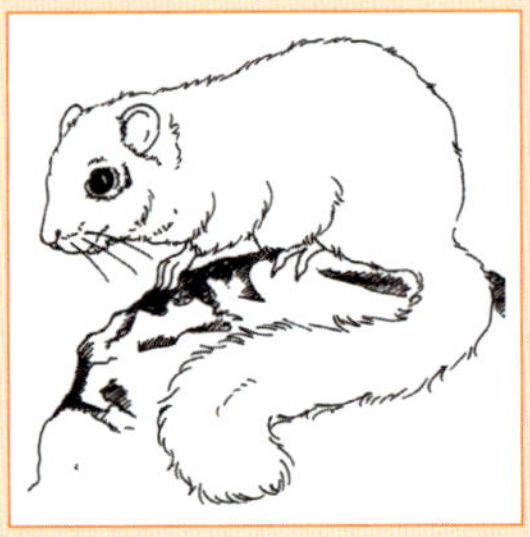

Therapieziel: **Anspannung und Entspannung als Gegensätze erleben**

Idee:
Die Logopädin sagt dem Kind, dass sie ihm jetzt eine Geschichte erzählen wird. Das Kind legt sich auf eine weiche Unterlage und schließt die Augen. Die Logopädin schaltet eine ruhige Musik ein und beginnt zu erzählen. Anweisungen zum Erzählen befinden sich auf dem Textblatt.

Grundidee: ▸ ■ **Entspannung** ■

↓ **Bewegung** – Wahrnehmung von Anspannung und Entspannung

↓ **Redefluss** – Begriffe aufgrund von Vorstellungsbildern verstehen

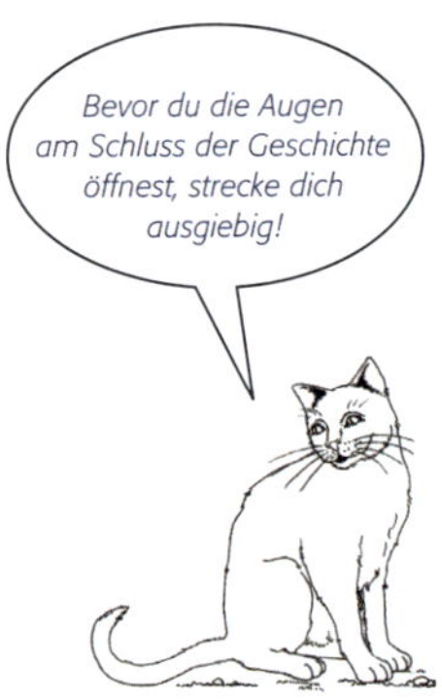
Bevor du die Augen am Schluss der Geschichte öffnest, strecke dich ausgiebig!

Tipps, Varianten, Anschlussübungen:

- Ruhige Atmosphäre als Voraussetzung!
- Die Geschichte langsam, ruhig und mit vielen Wiederholungen erzählen. Zwischen Gesprochenem lange Pausen machen, damit das Kind Zeit hat, sich alles vorzustellen und seinen Körper entsprechend spüren kann.
- Evtl. muss das Zimmer etwas verdunkelt werden.
- Es lohnt sich, anschließend mit dem Kind zu reflektieren.
- Eine Decke zum Zudecken gibt dem Kind zusätzlich Wärme und Sicherheit.

Material:
Weiche Unterlage, entspannende Musik, Text Fantasiereise (siehe folgende Seite), evtl. Augenbinde und Decke

Abb. 22: Spielbeschreibung Tiefseetauchen

Schwerpunkt Entspannung

In Zimmers Tabelle zu den „Möglichkeiten einer Begegnung von Bewegungs- und Sprachhandlungen" (Zimmer, 2006, S. 23; vgl. Kapitel 5.2.2) findet sich die Verbindung von Entspannung und Bewegung. Das Stottern steht oft für ein Zuviel an Spannung und/oder an Anstrengungsbereitschaft. Entspannungsübungen können hierbei einen wichtigen Gegenpol darstellen. Eine Bewusstmachung der körperlichen Gegensätze „spannungsvoll – spannungsarm" kann die Modifikation des Stotterns unterstützen. Dieses Prinzip wird z. B. in der Methodik der „Progressiven Muskelrelaxation" von E. Jacobsen angewandt. Es handelt sich hierbei um ein Verfahren, bei dem durch die willentliche und bewusste An- und Entspannung bestimmter Muskelgruppen wie z. B. der Hände, der Füße oder des Gesichts ein Zustand tiefer Entspannung des ganzen Körpers erreicht werden soll. Dabei werden nacheinander einzelne Muskelpartien in einer bestimmten Reihenfolge zunächst angespannt, die Muskelspannung wird kurz gehalten, und anschließend wird die Spannung gelöst. Die Spannungsunterschiede können durch eine Skalierung (100 = sehr angespannt, 0 = entspannt) verdeutlicht werden.

Der Wahrnehmungsfokus des Kindes wird dabei auf den Wechsel zwischen Anspannung und Entspannung gerichtet. Die Entspannungsphasen sind hierbei deutlich länger als die Anspannungsphasen (Mögliches Verhältnis 3 zu 1). Ziel des Verfahrens ist eine Senkung der Muskelspannung gepaart mit einer verbesserten Körperwahrnehmung – ideale Voraussetzungen für eine Umsetzung der Blocklösestrategien.

3.4.3 Chamäleon (Sprechweise)

Ergänzend zu den modifizierenden Therapiebereichen kommt im Ideenpool die Arbeit an der Sprechweise mittels Fluency Shaping hinzu. „Nach Guitar und Peters (1999) sind durch ein FSP dann die größten Fortschritte zu erwarten, wenn die Symptomatik noch nicht sehr ausgeformt und die Sprechfreude weitgehend erhalten ist" (Ochsenkühn & Thiel, 2005, S. 98).

Das im Folgenden beschriebene Spiel „Stuhlkreis" nimmt eine Sonderstellung unter den Spielen im Therapiebereich „Sprechweise" ein, da es nicht wie die anderen Spiele auf einzelne Sprechweisen eingeht, sondern einen Überblick über verschiedene Sprechtechniken gibt.

50 Therapiebereich: **Sprechweise**

Stuhlkreis

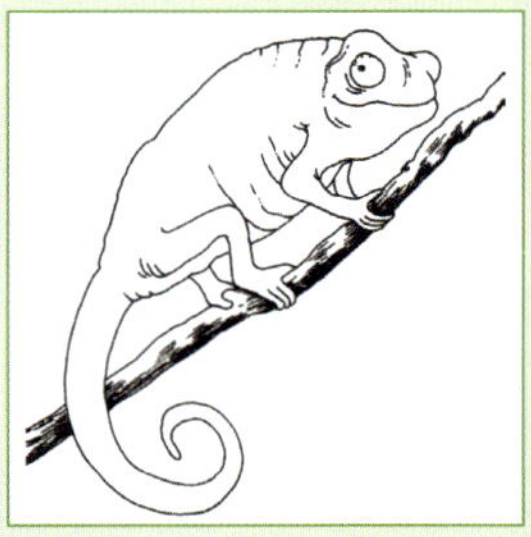

Therapieziel:
Auf unterschiedliche Art und Weise sprechen

Idee:
Das Kind geht im Takt der Musik oder des Tamburins im Stuhlkreis herum. Wenn die Musik stoppt, bleibt es stehen und setzt sich auf den nächstgelegenen Stuhl. Es erzählt oder liest so, wie es das Bild, das als Bildkarte auf dem Stuhl liegt, verlangt.

Grundidee: ▶ ■ **Rollenspiel** ■

Bewegung	**Redefluss**
In Fantasierollen schlüpfen	Fantasierollen mit veränderter Sprechweise inszenieren

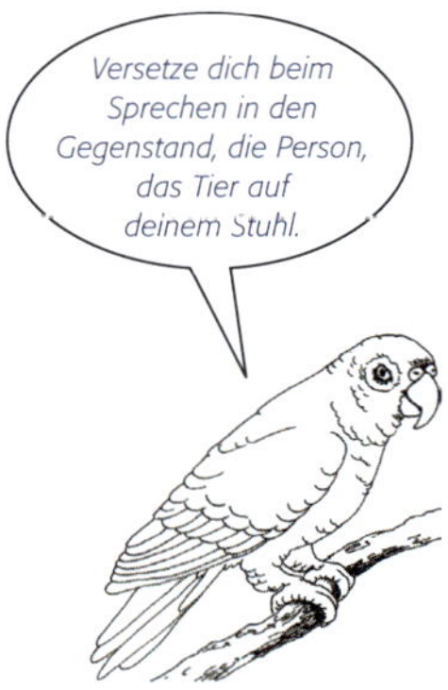
Versetze dich beim Sprechen in den Gegenstand, die Person, das Tier auf deinem Stuhl.

Tipps, Varianten, Anschlussübungen:

- Jeder Stuhl symbolisiert eine andere Sprechtechnik.
  Hier einige Ideen:
  - Schneckenstuhl = langsam
  - Wattestuhl = weich
  - Mikrofonstuhl = übertrieben betont bzw. sehr deutlich (wie ein Schauspieler)
  - Walstuhl = Vokale gedehnt („walisch")
- Es können noch weitere, dem Kind angepasste Stühle dazu erfunden werden.
- Bei älteren Kindern muss nicht dringend mit Symbolen gearbeitet werden. Die Logopädin kann stattdessen an jeden Stuhl einen Zettel mit den Begriffen „weich" usw. kleben.
- Bei Leseanfängern können anstatt eines Lesetextes z.B. Memorykärtchen zum Beschreiben verwendet werden.

Material:
Rhythmische Musik oder Tamburin, unterschiedliche Stühle, in einem Kreis nach außen aufgestellt, Bilder von Schnecke, Watte, Mikrofon, Wal usw.

Abb. 23: Spielbeschreibung Stuhlkreis

Motivation und Initiative des Kindes

Nach einer allgemeinen Einführung in die Arbeit an der Sprechweise, die beispielsweise mit dem Stuhlkreis-Spiel wie oben beschrieben, erfolgen kann, befasst sich das Kind vertiefend mit einer auf es selbst zugeschnittenen Sprechweise. Tim, ein Patient von uns, hatte z. B. schnell Gefallen an der rhythmischen Art zu sprechen, obwohl ihm dies nicht von Anfang an gelang. Wir gehen deshalb anhand des Spiels „Achterbahn" auf eine Möglichkeit in der vertiefenden Arbeit an der Sprechweise ein.

54 Therapiebereich: **Sprechweise**

Achterbahn

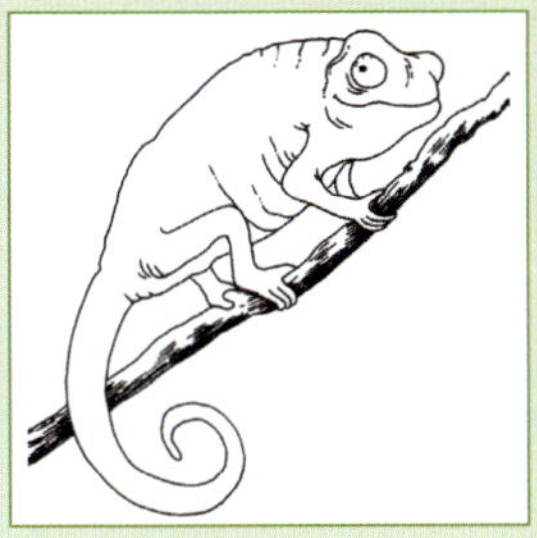

Therapieziel: **Formen als Sprechhilfe einsetzen**

Idee:
Am Boden klebt eine große Acht. Die Logopädin geht im Rhythmus und einen einfachen Vers sprechend auf der Acht auf dem Boden voraus. Das Kind geht im gleichen Rhythmus hinterher, bis es den Vers selber mitsprechen kann. Das Kind spricht den Vers, die Logopädin zeichnet eine liegende Acht im Sprechrhythmus des Kindes auf ein A3-Blatt. Dann spricht sie den Vers, das Kind zeichnet die Acht nach. Zum Abschluss versucht das Kind, gleichzeitig den Vers zu sprechen und im Rhythmus des Verses die Acht auf dem Papier nachzuzeichnen.

Grundidee: ▶ ■ **Rhythmus** ■

Bewegung
Bewegungsformen zu rhythmischen Vorgaben finden

Redefluss
Sprech- und Bewegungsrhythmus aufeinander abstimmen

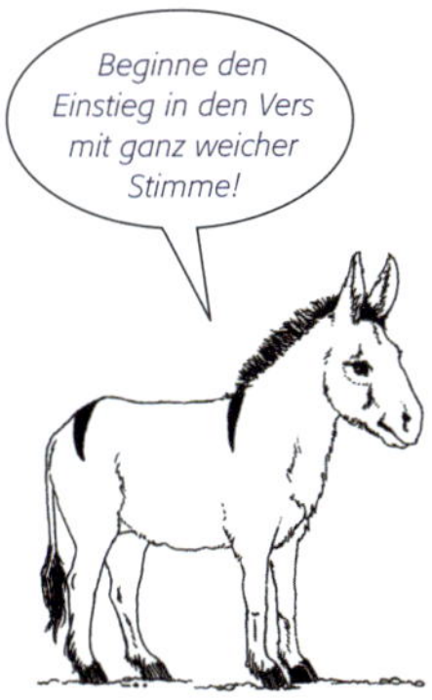
Beginne den Einstieg in den Vers mit ganz weicher Stimme!

Tipps, Varianten, Anschlussübungen:

- Die Bewegung kann noch weiter verkleinert werden, indem eine ganz kleine Acht aufs Blatt oder in die Luft gezeichnet wird.
- Neben der Acht eignen sich diverse andere Formen. Einige Vorschläge findet man in Roß, G., Erker, R. (2000). Lustiges Sprechzeichnen: eine spielerische Sprachförderung. 24 Hexengeschichten und dazu passende Übungszeichen. München: Pattloch Verlag. ISBN 978-3-629-00279-2.

Material:
Einfacher Vers, Malerklebeband zum Fixieren der Acht auf dem Boden, A3-Blatt oder Wandtafel, Wachsmalstifte, Filzstifte oder Kreide

Abb. 24: Spielbeschreibung Achterbahn

Einsatz des Sprechzeichnens

Das Sprechzeichnen ist eine bekannte Methode in der Stottertherapie. Die Acht ist nur eine von vielen Formen, die als Rhythmisierungsbewegung Unterstützung bieten kann. Die individuellen Voraussetzungen des Kindes sind bei der Auswahl der Zeichenformen ein weiteres Mal ausschlaggebend. Mit der rhythmisierten Sprechweise – so wie auch mit den anderen Sprechweisen, zu denen wir Spielideen entwickelt haben – können die drei Ziele „Atemregulierung", „Veränderung des Sprechtempos" und „Beeinflussung von Stimmgebung und Artikulation" therapeutisch jeweils gleichzeitig abgedeckt werden. Die Grenze zwischen ihnen ist fließend.

4. ÜBERSICHT EINSATZMÖGLICHKEITEN EINZEL- UND GRUPPENSETTING

Therapiebereich: Lockeres Stottern

Nr.	Ideen	Ziele	Setting*
1	Bewegte Geschichte	Identifikation	E/G
2	Autorennen	Lockeres Stottern auf Wortebene	E/G
3	Hüpfsilben	Anfangssilben auf Wortebene locker stottern	E/G
4	Hängematte	Im freien Sprechen locker stottern	E
5	Vokal Tschaka	Lustvoll stottern	G
6	Stotterzeichnen	Pseudosymptome erkennen und selber produzieren	E/G
7	Schnurtelefon	Prolongationen ins freie Sprechen einbauen	E
8	Hirsesäcklein im All	Stottersymptome erkennen und locker überwinden	E/G
9	Gummitwist-Rätsel	Anfangssilben auf Wortebene locker wiederholen	E/G
10	Himmel und Hölle	Silben locker wiederholen	E/G
11	Känguru-Wörter	Anwendung von lockerem Stottern auf Wortebene	G
12	Stuhlwandern	Lockeres willentliches Stottern auf Wortebene (An-/ In-/ Auslaut)	E/G
13	Was gehört zusammen?	Lockeres willentliches Stottern auf Wortebene	G
14	Wortenthüllung	Anfangssilben auf Wortebene prolongieren	E/G
15	Wörterspaziergang	Laute und Lautübergänge wahrnehmen	E/G
16	Wäscheklammer-Fangen	Lockeres willentliches Stottern auf Wort- und Satzebene	E/G
17	Pappteller-Stottern	Anwendung von lockerem Stottern auf Satzebene	G
18	Zehnerspiel	Anwendung von lockerem Stottern auf verschiedenen linguistischen Ebenen	E/G
19	Stuhlwechsel	Bewusster Wechsel zwischen lockerem Stottern und veränderten Sprechweisen	E/G

Tab. 5.1: Übersicht Spiel- und Übungsideen Einzel- und Gruppensetting

*Einzel (E)/Gruppe (G)

Therapiebereich: Blocklösestrategien

Nr.	Ideen	Ziele	Setting*
20	Tiefseetauchen	An- und Entspannung als Gegensätze erleben	E/G
21	Sich selbst hören	Eigenen Atem und eigene Stimme wahrnehmen	E/G
22	Schal-Entspannung	Entspannung im Kopfbereich	E/G
23	Durch Spannung entspannen	Ganzkörperliche Entspannung mit Hilfe von PMR (Progressiver Muskelrelaxation)	E/G
24	Einfrieren	Strategie Stoppen anwenden	E/G
25	Baumhüttenspiel	Entspannung und gelöstes Lautieren	E/G
26	Baum im Sturm	Auswirkung offener Stimmlippen erfahren	E/G
27	1,2,3 und Stopp	Blocklösestrategie Stoppen bewusst umsetzen	E/G
28	Bierdeckelentspannung	Atemwahrnehmung und Entspannung	E/G
29	Elfmeter-Schießen	Pause mit Aus- und Einatmung bewusst anwenden	E/G
30	Stoppball	Vor dem Sprechen bewusst ein- und ausatmen	E/G
31	Kästchen-Spiel	Gedehntes Sprechen	E/G
32	Knoten	Stimmgebung kontrolliert unterbrechen	E/G
33	Kreuzen verboten	Gedehntes Sprechen mit unterschiedlicher Dauer	E/G
34	Muschelsuche	Atmung in einer Blockierung verändern	E/G
35	Radar	Strategie Stoppen anwenden	E/G
36	Zielscheibe	Strategie Stoppen bei Stolperwörtern anwenden	E/G

Tab. 5.2: Übersicht Spiel- und Übungsideen Einzel- und Gruppensetting *Einzel (E)/Gruppe (G)

Therapiebereich: Sprechweisen

Nr.	Ideen	Ziele	Setting*
37	Kennenlern-Bingo	Kopplung Bewegung und Sprechen hin zu einer chilligen Sprechweise	G
38	Sprechzeichnen	Sprechflüssigkeit durch Kopplung mit Grafomotorik	E/G
39	Stille Post taktil	Chilliges Lautieren	E/G
40	Dracula	Rhythmisiertes Sprechen	E/G
41	Pizza-Massage	Chilliges Sprechen	E/G
42	Pferderennen	Rhythmisierte Sprechweise und lockere Stimmgebung	G
43	Löwenjagd	Kopplung Sprechen und Bewegung hin zu einer rhythmisierten Sprechweise	G
44	Böse 7	Rhythmisiertes Sprechen	G
45	Zeitlupenland	Reduktion des Sprechtempos	E/G
46	Rücken-Montagsmaler	Chilliges Sprechen	E/G
47	Wörterschlange	Wörter miteinander verbinden	E/G
48	Weiche Landung	Mit weichem Stimmeinsatz sprechen	E/G
49	Wiwikon und Blablafu	Gemütliche Sprechweise anwenden	G
50	Stuhlkreis	Auf unterschiedliche Art und Weise sprechen	E/G
51	Streichelzoo	Mit weichem Stimmeinsatz sprechen	E/G
52	Sprechjonglieren	Die Lautstärke der Stimme variieren	E/G
53	Ballonsprechen	Vokale und Silben dehnen	E/G
54	Achterbahn	Formen als Sprechhilfe einsetzen	E/G
55	Roboter	Rhythmisches Sprechen	E/G
56	Mein rechter und linker Platz ist leer	Deutlich artikulierte und gemütliche Sprechweise	E/G
57	Geduldsfaden	Sprechtempo reduzieren	E
58	Die Fahrt mit dem Bus	Umsetzen von verschiedenen Sprechtempi	E/G
59	Der gesungene Weg	Beim Singen die eigene Stimme flüssig erleben	E/G
60	Boing	Koordination Sprech- und Bewegungsbeginn, kraftvolle Sprechweise	E/G

Tab. 5.3: Übersicht Spiel- und Übungsideen Einzel- und Gruppensetting

*Einzel (E)/Gruppe (G)

5. Literatur

5.1 LITERATURVERZEICHNIS

Braun, Baumann, U., Boltshauser, M. & Braun, W. (2011).
Der RedeflussKompass 2.0. Zürich: Hochschule für Heilpädagogik.

Baumberger, J., Müller, U. (2004).
Bewegungspausen (1. Auflage). Zürich: Verlag Baumberger & Müller.

Beckert, P. & Willi, P. (2010).
Stottern bewegt. Zürich: Unveröffentlichte Bachelorthese an der Hochschule für Heilpädagogik Zürich.

Braun, W., Kohler, J., Schneider, K. (2002).
Sommer, Segeln, Stottern. Bericht über eine Woche Stotterintensivtherapie. Logos Interdisziplinär, 1, S. 30-39.

Braun, W. (2009):
Blocklösestrategien. Unveröffentlichtes Unterrichtsmaterial, Zürich: Hochschule für Heilpädagogik.

Damsté, P., Zwaan, E. & Schoenaker, T. (1968).
Learning principles applied to the stuttering problem. Folia phoniatrica 20, 327-341.

Decher, M. (2006).
Redefluss. Keine Angst vorm Stottern. Norderstedt: Books on Demand GmbH.

Fichtl, M. (2003).
Ganzheitliche rhythmisch-musikalische Sprachförderung bei Kindern und Jugendlichen. Eine Darstellung von Theorie und Praxis. Marburg: Tectum Verlag.

Ham, R. (2000).
Techniken in der Stottertherapie (1. Auflage). Köln: Verlag der Bundesvereinigung Stotterer-Selbsthilfe e.V.

Hansen, B. & Iven, C. (2002).
Stottern und Sprechflüssigkeit. Urban und Fischer.

Hansen, B. (2010) in
Iven, C. & Kleissendorf, B. (2010), St-t-tt-ttottern – Aktuelle Impulse für Diagnostik, Therapie und Evaluation. Idstein: Schulz-Kirchner Verlag.

Hörmann, H. (1997).
Zur Stottertherapie nach Charles Van Riper. Schriften zur Sprachheilpädagogik; Band 8 (1. Auflage). Berlin: Edition Marhold im Wissenschaftsverlag Spiess.

Jampert, K., Leuckfeld, K., Zehnbauer; A. & Best, P. (2006).
Sprachliche Förderung in der Kita. Weimar: verlag das netz.

Johannsen H. S, Johannsen C (1998).
Differentialdiagnose bei Redeflussstörungen. In: Pascher W., Bauer H (Hrsg) Differentialdiagnose von Sprach-, Stimm- und Hörstörungen (2. Auflage). Edition Wötzel, Frankfurt am Main.

Johannsen, H.S. (2006).
Therapie von Redeflussstörungen bei Kindern und Erwachsenen. In: Böhme, G. (Hrsg.): Sprach-, Sprech-, Stimm- und Schluckstörungen. Band 2: Therapie (4., aktualisierte und erweiterte Auflage).
München: Elsevier GmbH Urban & Fischer Verlag, S. 97-112.

Johannsen, H.S. (2010).
in Iven, C. & Kleissendorf, B. (2010), St-t-tt-ttottern – Aktuelle Impulse für Diagnostik, Therapie und Evaluation. Idstein: Schulz-Kirchner Verlag.

Katz-Bernstein, N. (2003).
Aufbau der Sprach- und Kommunikationsfähigkeit bei redeflussgestörten Kindern (8. Auflage). Luzern: Edition SZH/SPC.

Kohler, J., Braun, W. & Schneider, K. (2008).
Methodenkombination Stottern und Erlebnispädagogik – Evaluation einer Stotterintensivtherapiewoche. Schweizerische Zeitschrift für Heilpädagogik 7/8, S. 6-13.

Kuckenberg, S. (2008).
Intensiv-Modifikation Stottern für Kinder. Logos Inter-disziplinär, 4, S. 271-279.

Natke, U. (2005):
Stottern. Erkenntnisse, Theorien, Behandlungsmethoden (2., vollständig überarbeitete und ergänzte Auflage). Bern: Verlag Hans Huber.

Neef, N., Paulus, W., Sommer, M. (2009).
Dem Stottern auf der Spur. Logos Interdisziplinär, 2, S. 129-135.

Ochsenkühn, C., Thiel, M. (2010).
Stottern bei Kindern und Jugendlichen. Bausteine einer mehrdimensionalen Therapie. Heidelberg: Springer Medizin Verlag.

Roß, G., Erker, R. (2000).
Lustiges Sprechzeichnen: eine spielerische Sprachförderung. 24 Hexengeschichten und dazu passende Übungszeichen. München: Pattloch Verlag.

Sandrieser, P. (2001).
Die Behandlung stotternder Kinder. In: Kommunikation zwischen Partnern. Stottern, Band 205 (3. Auflage). Düsseldorf: Bundesarbeitsgesellschaft Hilfe für Behinderte, S. 29-40.

Sandrieser, P., Schneider, P. (2002a).
Direkte Therapie mit stotternden Kindern. Symptomorientierte Verfahren für Kinder zwischen 2 und 12 Jahren. Filmreihe „Methoden in der Stottertherapie". Köln: Demosthenes Verlag der Bundesvereinigung Stotterer-Selbsthilfe e.V.

Sandrieser, P., Schneider, P. (2002b).
Direkte Therapie bei stotternden Kindern. Begleitbuch zum Film. Köln: Demosthenes Verlag der Bundesvereinigung Stotterer-Selbsthilfe e.V.

Sandrieser, P., Schneider, P. (2008).
Stottern im Kindesalter (3., vollständig überarbeitete Auflage). Stuttgart: Georg Thieme Verlag KG.

Seyd, W. (2004).
Sprache und Bewegung: Sprechzeichnen - Fadenspiele - Blas-Spiele - Spiel mit den Sprechwerkzeugen (8., überarbeitete Auflage). Villingen-Schwenningen: Neckar-Verlag.

Stocker, R. (1998).
Sporttheoretische und sportdidaktische Grundlagen (2. Auflage). Band 3. Broschüre 1. In Lehrmittel Sporterziehung. Verlag: Eidgenössische Sportkommission ESK.

Van Riper, C. (1986).
Die Behandlung des Stotterns. 1. Auflage. Köln: Demosthenes Verlag der Bundesvereinigung Stotterer-Selbsthilfe e.V.

Wendlandt, W. (1972).
Resozialisierung erwachsener Stotterer. Berlin: Marhold.

Wendlandt, W. (2003).
Veränderungstraining im Alltag. Stuttgart: Thieme.

Zimmer, R. (2006).
Bewegung und Sprache. Verknüpfung des Entwicklungs- und Bildungsbereichs Bewegung mit der sprachlichen Förderung in Kindertagesstätten. Expertise. Internet: http://www.dji.de/bibs/384_Expertise_Bewegung_Zimmer.pdf [12.07.2009].

Renate Zimmer, „Spiel-/ Bewegungssituationen, aus:
Dies., Handbuch Sprachförderung durch Bewegung. Verlag Herder GmbH, Freiburg im Breisgau, 4. Auflage 2010, S. 109.

Zückner, H. (2001).
Stottertherapie bei Jugendlichen und Erwachsenen. In: Kommunikation zwischen Partnern. Stottern, Band 205 (3. Auflage). Düsseldorf: Bundesarbeitsgesellschaft Hilfe für Behinderte, S. 41-55.

5.2 Inspirationsquellen

Einige der Spielideen sind traditionelle, alt bekannte und überlieferte Spiele und wurden für die Zielsetzung einer bewegungsorientierten Ideensammlung für die Stottertherapie adaptiert.

Folgende Publikationen waren hierbei inspirierend:

Blank, H. (1995).
Seilchenspringen, Gummitwist, Fadenabheben. Münster: Coppenrath Verlag.

Booth, R. (1997).
Ich spanne meine Muskeln an, damit ich entspannen kann. München: Kösel Verlag.

Frank, A. (2003).
Streicheln, spüren, selbstvertrauen – Massagen, Wahrnehmungs- und Interaktionsspiele, Entspannungsgeschichten und Atemübungen zur Förderung des Körperbewusstseins. Münster: Ökotopia Verlag.

Hari, H.P. (1996).
Massage macht Schule. Bern: Zytglogge Verlag.

Hertig, Susanne (2008).
Vers und Form. Schaffhausen: Schubi.

Katz Bernstein, N. (1986).
Aufbau der Sprach- und Kommunikationsfähigkeit bei redeflussgestörten Kindern. Ein sprachtherapeutisches Übungskonzept. Luzern: SZH.

Liebertz, C. & Schmeling, B. (2008).
Pädagogische Schatzbriefe. Spielekartei Sprachförderung. München: Don Bosco Verlag.

Pirnay, L. (1993).
Kindgemäße Entspannung. Lichtenbusch: Eigenverlag.

Ross, G. & Erker, R. (2000).
Lustiges Sprechzeichnen. München: Pattloch.

Schneider, M. & Schneider, R. (1994).
Bewegen und Entspannen nach Musik. Mühlheim: Verlag an der Ruhr.

Schönmackers, S. (2002).
Entspannungsverfahren in der Sprachtherapie mit polternden Kindern. München: Ernst Reinhardt Verlag.

22 Schreibspiele.
Berlin: Schmidt Spiele.

6. ABBILDUNGSVERZEICHNIS

7. Tabellenverzeichnis

8. IDEENPOOL STOTTERN BEWEGT

01

Therapiebereich:
Lockeres Stottern

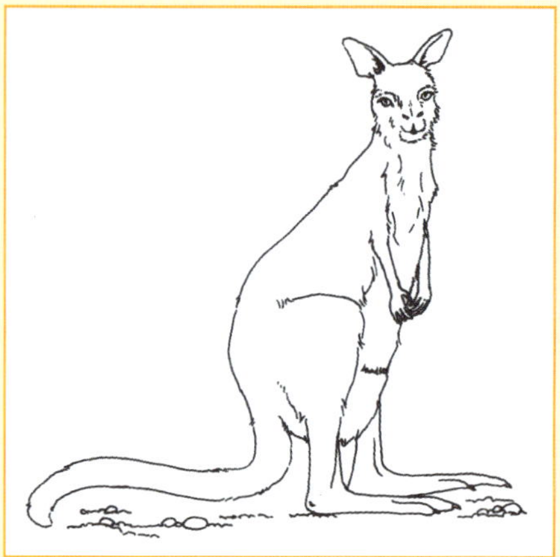

Bewegte Geschichte

Therapieziel:
Erkennen und Anwenden der drei Kernsymptomarten

Idee:

Die Therapeutin vereinbart mit dem Kind drei Bewegungsarten für die Kernsymptome. Bsp. „Hüpfen" für Wiederholungen, „langsames, ein Bein nachziehendes Gehen" bei Dehnungen und „zwei Hände flach, fest gegeneinander drücken" bei Blockierungen. Das Kind geht im Raum herum und die Therapeutin erzählt eine Geschichte. Wenn die Therapeutin ein Symptom in die Geschichte einbaut, setzt das Kind die entsprechende Bewegung um. Danach Rollenwechsel – das Kind erzählt und die Therapeutin bewegt sich.

Grundidee: ▶ **Dynamik**

Bewegung
Bewegung auf Stotterweise übertragen

Redefluss
Offene Auseinandersetzung mit Symptomen (Enttabuisierung)

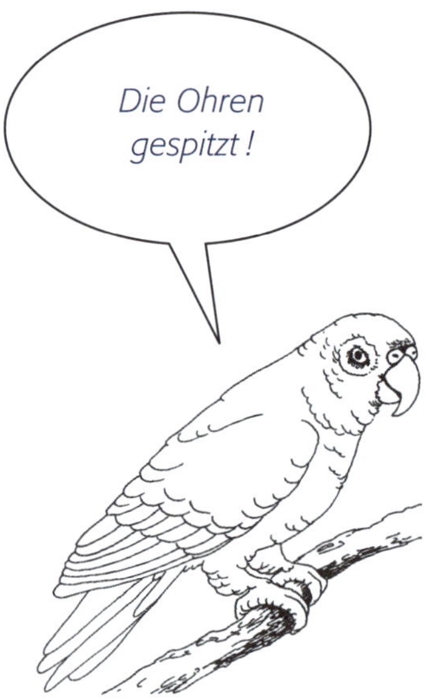

Tipps, Varianten, Anschlussübungen:

- Die Übung ist in einer Gruppe lustbetonter und lebhafter.
- Für die Kinder ist es einfacher, wenn die Symptome zuerst am Anfang der Sätze produziert werden.
- Bei der Verwendung von Lesetexten für die Kinder die Symptome vorab markieren.
- Von den drei Bewegungsarten für die Kernsymptome Fotos machen (am besten mit den entsprechenden Kindern) – diese Fotos können später für die weitere Identifikations- und Modifikationsarbeit verwendet werden.

Material:

Geschichte/Lesetexte, eventuell Fotoapparat

02 Therapiebereich:
Lockeres Stottern

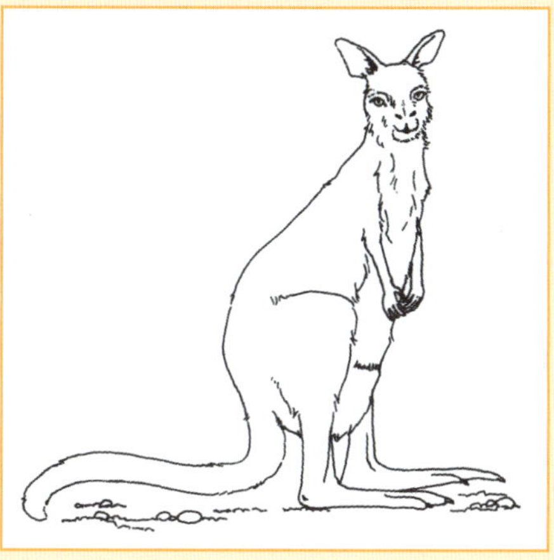

Autorennen

Therapieziel:
Bewusst lockeres Stottern mit Zeichenbewegung koppeln

Idee:

Auf einem großen karierten Blatt Papier wird eine Autorennstrecke mit Innen- und Außenbegrenzung sowie mit Startlinie eingezeichnet. Verschiedenfarbige Stifte und verschiedene Endpunkte (Kreis, Kreuze) markieren das persönliche Rennauto (Spieler A rot/ Kreis, Spielerin B blau/ Kreuz) Man darf die Rennstreckenbegrenzung nicht überschreiten. Beim ersten Zug kann man einen Zug machen (sprich einen Kästchenstrich mit der Farbe ziehen) – gerade oder diagonal (bei Kurven). Beim zweiten Zug kann der Spieler Gas geben und kann 2 Züge machen usw. (jedes mal 1 Zug mehr). Aber Achtung vor der Kurve muss der Spieler wieder frühzeitig bremsen, da pro Zug nur 1 Strich weniger gemacht werden darf (pro Zug wieder einen Strich weniger machen). Wenn der Spieler über die Rennstreckenbegrenzung fährt, muss er wieder zurück zum Start. Jeder Strich steht für eine gestotterte Anfangssilbe eines Wortes, Bsp. 1er-Zug „Ba – Banane"; 2er-Zug „Ba – Ba – Banane", das jeweilige Endkreuz resp. der Endkreis für das ganze Wort.

Grundidee: ▶ **Koordination**

Bewegung	**Redefluss**
Grafomotorische Verdeutlichung der Silbenwiederholung	Lockeres Stottern durch Strichbewegung verdeutlichen

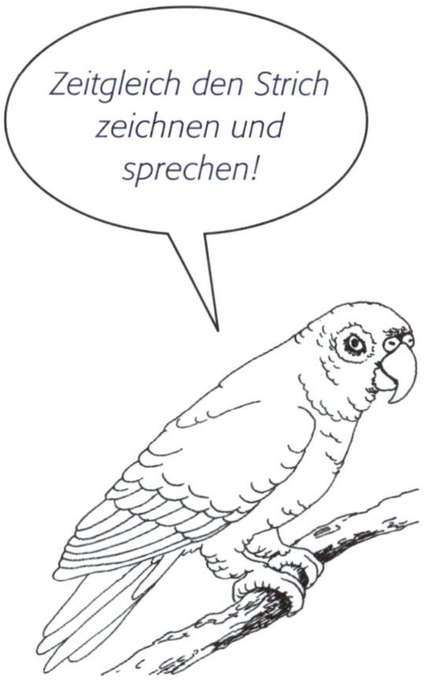

Tipps, Varianten, Anschlussübungen:

- Beim ersten Spielen die Rennstrecke sehr breit und ohne „Schikanen" einzeichnen, später die Rennstrecke anspruchsvoller gestalten.
- Die Wörter können auf verschiedene Arten angeboten werden: Unterbegriffe zu einem Oberbegriff nennen (Beispiel Obst und Gemüse), Wörter mit vorgegebenen Anlauten, Bild- oder Lesekarten, die vor dem Strichzeichnen und Sprechen gezogen werden. Auf Zeitgleichheit von Zeichenbewegung und Sprechens achten.

Material:

Kopiervorlage (folgende Seite), Farbstifte, eventuell Bild- oder Lesekarten

02 Kopiervorlage zum Autorennen

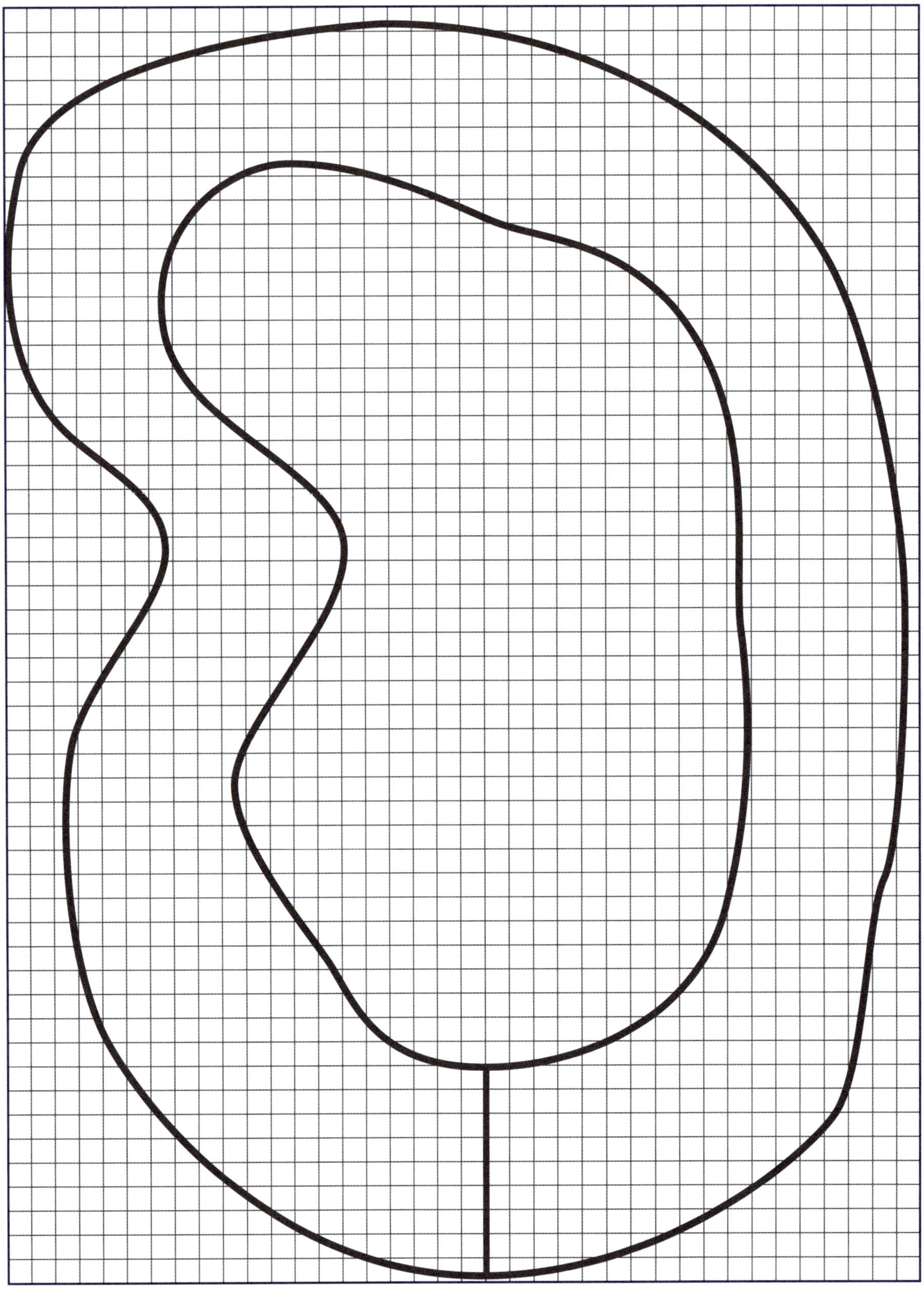

03

Therapiebereich:
Lockeres Stottern

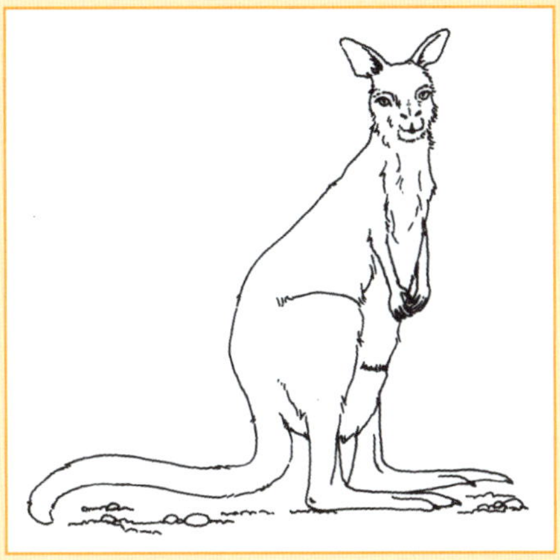

Hüpfsilben

Therapieziel:
Anfangssilben auf Wortebene locker wiederholen

Idee:

Das Kind schreibt ein mehrsilbiges Wort an die Wandtafel, bei dem es oft stottert (z. B. Mandarine) und zergliedert das Wort in seine Silben. Es würfelt und beginnt mit Seilspringen. Dabei spricht es die erste Silbe so oft, wie der Würfel Augen anzeigt.

Grundidee: ▶ **Rhythmus**

Bewegung	**Redefluss**
Zu rhythmischen Vorgaben Bewegungsformen finden	Sprech- und Bewegungsrhythmus aufeinander abstimmen

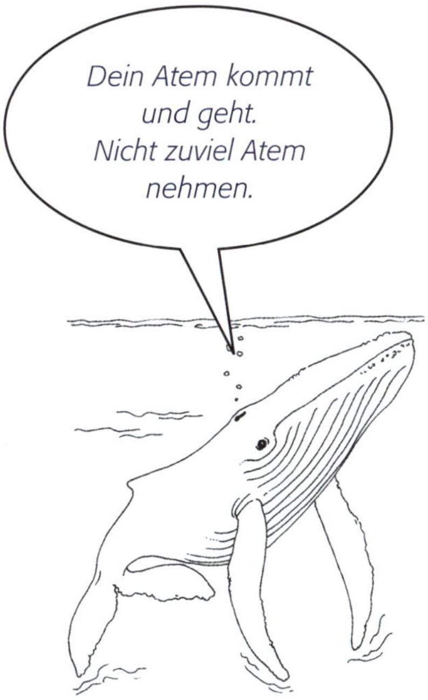

Tipps, Varianten, Anschlussübungen:

- Als Voraussetzung muss das Kind Seilspringen können. Ansonsten kann das Seil durch ein Minitrampolin ersetzt werden.
- Bei Kindern der ersten Klasse, die noch nicht ganze Silben erfassen können, kann mit einzelnen, schon bekannten Buchstaben gearbeitet werden. Die Therapeutin kann auch eine Silbe vorsprechen.
- Variante: Die Reihenfolge der Silben umdrehen oder durcheinanderbringen und so neue sinnfreie Wörter kreieren.

Material:

Springseil oder Minitrampolin, Tafel und Kreide oder Papier und Stift

04 Therapiebereich:
Lockeres Stottern

Hängematte

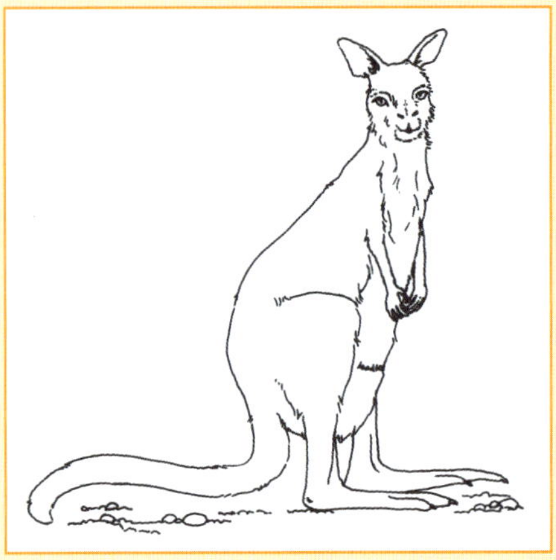

Therapieziel:
Im freien Sprechen locker stottern

Idee:

Das Kind legt sich in die Hängematte. Die Logopädin bewegt die Hängematte leicht und regelmäßig, während das Kind von der Schule, vom letzten Wochenende o. Ä. erzählt. Es soll ein Dialog entstehen, währenddessen beide bewusst lockere Stotterelemente einbauen. Bei echten Symptomen soll versucht werden, möglichst locker zu stottern.

Grundidee: **Entspannung**

Bewegung	**Redefluss**
Wahrnehmung von Entspannung	Körperliche Entspannung ins Sprechen bzw. Stottern einfließen lassen

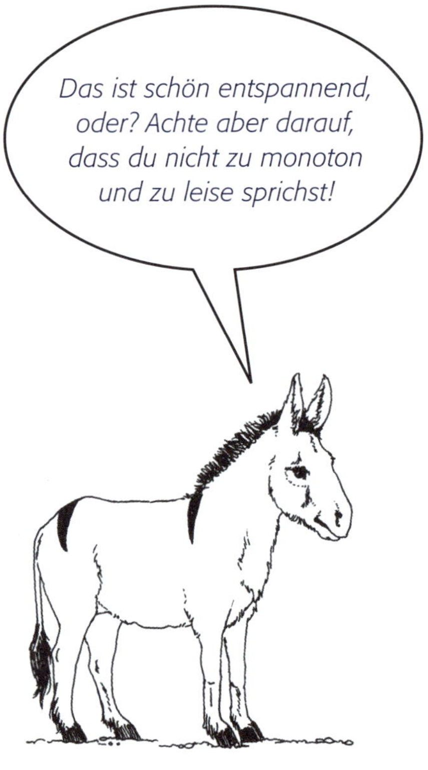
Das ist schön entspannend, oder? Achte aber darauf, dass du nicht zu monoton und zu leise sprichst!

Tipps, Varianten, Anschlussübungen:

- Wenn keine Hängematte vorhanden ist, kann ein Fixleintuch (Bettlaken) auf eine weiche Unterlage gelegt werden. Das Kind legt sich ins Fixleintuch (Bettlaken), die Logopädin hebt das Kopf- oder Fußende an und schwenkt es leicht hin und her.
- Diese Idee eignet sich gut für einen ritualisierten Therapiebeginn.
- Die Logopädin erhält in dieser Situation Hinweise auf die individuelle Sprechweise des Kindes.

Material:

Hängematte oder Fixleintuch (Bettlaken) und weiche Unterlage (Gymnastikmatte)

05

Therapiebereich:
Lockeres Stottern

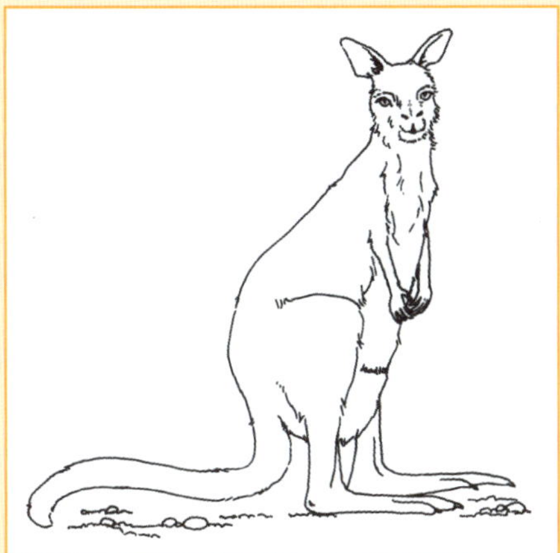

Vokal Tschaka

Therapieziel:
Lustvoll locker stottern

Idee:

Die Kinder sitzen im Kreis. Vor ihnen liegt je eine große Bildkarte mit einem Vokal. Alle Vokale sind vertreten. Ein Spielleiter liest nun ein kurzes Wort vor (Ein- oder Zweisilber). Die Kinder, die eine Vokalkarte vor sich liegen haben, die im Wort vertreten ist, stehen auf und sagen „Tschaka Tschaka A", wenn sie den Vokal A haben. Der jeweilige Vokal wird hinten an Tschaka Tschaka angehängt. Mit dem Sprechen des Spruches wird synchron mit den Hüften gewackelt.

Grundidee: **Rhythmus/Koordination**

Bewegung
Wahrnehmung und Umsetzung der lockeren Bewegung

Redefluss
Sprech- und Bewegungsrhythmus aufeinander abstimmen

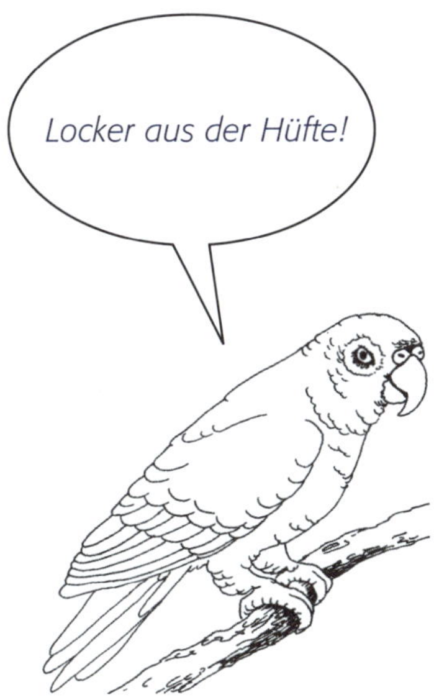

Tipps, Varianten, Anschlussübungen:

- Dieses Spiel eignet sich gut für Erst- und Zweitklässler. Je länger die Wörter sind und je mehr Vokale darin vertreten sind, umso anspruchsvoller, aber auch lustiger wird das Spiel. Gibt es Wörter, in denen alle Vokale vertreten sind?
- Ein paar Tipps: Autodieb, Alufolie, Magermilchjoghurt, Autoreise, Vorausabteilung, Eisauto …

Material:

Karten mit Vokalabbildungen.
Dieses Spiel wurde inspiriert durch „Buchstaben-Tschaka", Pädagogische Schatzbriefe Sprachförderung, Liebertz & Schmeling 2008.

06

Therapiebereich:
Lockeres Stottern

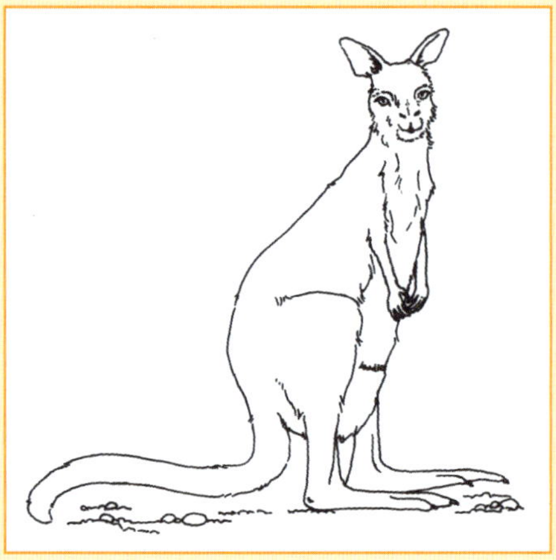

Stotterzeichnen

Therapieziel:
Pseudosymptome erkennen und selber produzieren

Idee:

Die Logopädin bittet das Kind, je einen symbolischen Linienverlauf für Wiederholungen und Dehnungen an die Wandtafel oder auf ein Blatt Papier zu zeichnen. Danach spricht sie einen Satz vor, in dem sie eines der beiden Symptome einbaut. Das Kind zeichnet während des Symptoms die entsprechende Linie nach. Nun spricht das Kind, und die Logopädin zeichnet.

Grundidee: **Rhythmus**

Bewegung
Zu rhythmischen Vorgaben Bewegungsformen finden

Redefluss
Sprech- und Bewegungsrhythmus aufeinander abstimmen

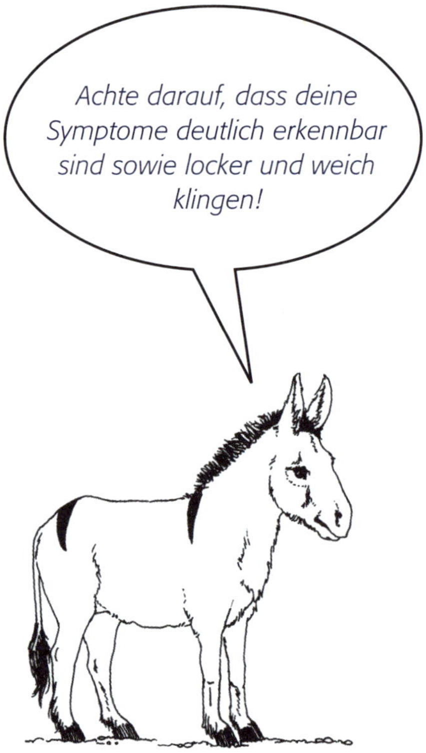
Achte darauf, dass deine Symptome deutlich erkennbar sind sowie locker und weich klingen!

Tipps, Varianten, Anschlussübungen:

- Die Zeichnungen dürfen ganz individuell ausfallen, sie könnten z.B. so aussehen:

Fffffffffffffahrrad

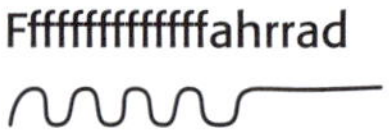

Beispiel für Dehnung

Ba Ba Ba Banane

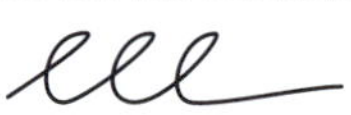

Beispiel für Wiederholung

- Nach mehrmaliger Durchführung dieser Übung kann das Kind beides gleichzeitig ausführen (locker stottern bzw. prolongieren und dazu zeichnen).

Material:

Wandtafel und Kreide oder Papier und Stift

07

Therapiebereich:
Lockeres Stottern

Schnurtelefon

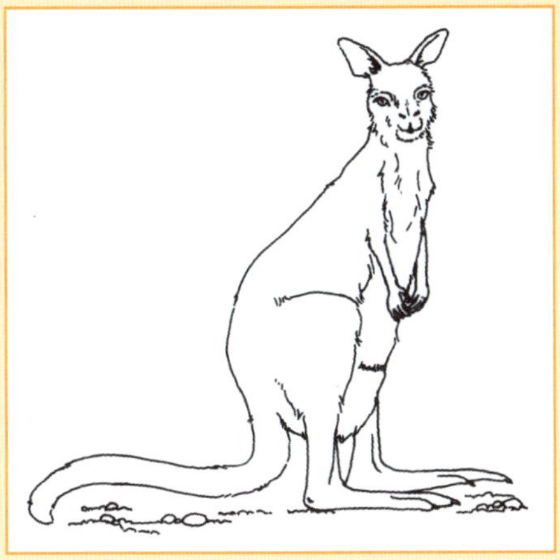

Therapieziel:
Prolongationen ins freie Sprechen einbauen

Idee:

Das Kind und die Logopädin halten je ein Ende einer Schnur. Durch abwechselndes Heben und Senken rutscht ein daran hängender Ring von einer Person zur anderen. Die sprechende Person hebt die Schnur an und spricht so lange, bis der Ring beim Gegenüber ankommt. Dabei werden Prolongationen eingebaut. So geht es hin und her – wie beim Telefonieren.

Grundidee: **Dynamik**

Bewegung
Die Dynamik der eigenen Bewegung erfahren und dosieren

Redefluss
Begriffe gedehnt und kurz sprechen, verstehen und unterscheiden

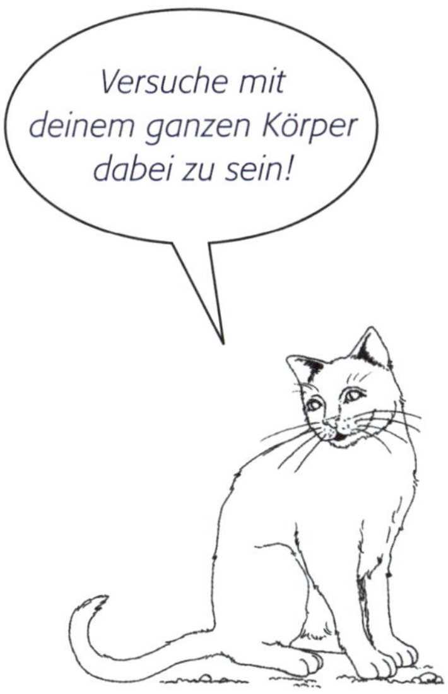

Tipps, Varianten, Anschlussübungen:

- Die Anzahl der eingebauten Prolongationen können an das Kind angepasst werden.
- Anstelle eines Telefongesprächs kann ein Vers, freies Erzählen, Sprechen in einer Rolle o. Ä. geübt werden.
- Für ältere Kinder lässt sich diese Idee anspruchsvoller gestalten, indem man einen leichten Ball (z. B. Pingpongball) auf zwei Schnur- oder Wollfadensträngen hin und her rollen lässt.

Material:

Schnur oder Wollfaden, Ring (z. B. Schlüsselring, großer Knopf oder flacher Steinring), für Variante Pingpongball

08 Therapiebereich:
Lockeres Stottern

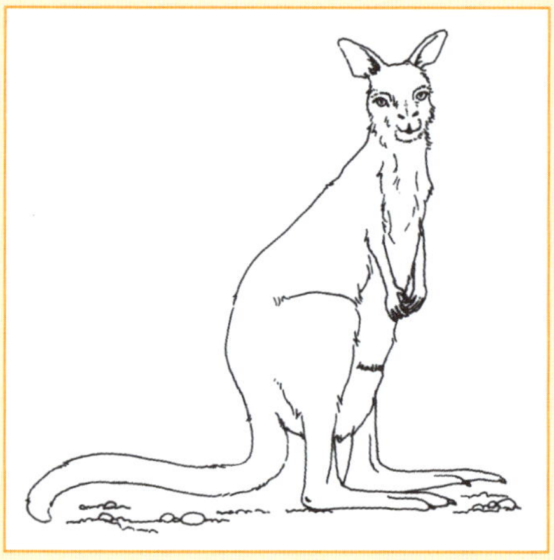

Hirsesäcklein im All

Therapieziel:
Stottersymptome erkennen und locker überwinden

Idee:

Das Kind lässt ein Hirsesäcklein um sich kreisen, indem es dieses vor und hinter dem Körper der jeweils anderen Hand übergibt. Dazu liest es einen Text oder erzählt frei. Wenn das Kind (pseudo-)stottert, verändert sich die Bewegung des Hirsesäckleins wie folgt:

Bei einer Wiederholung → Richtungswechsel
Bei einer Dehnung → Verlangsamung der Bewegung

Grundidee: ▶ **Integration**

Bewegung	**Redefluss**
Die fließende Bewegung dem Sprechen bzw. Stottern anpassen	Veränderungen im Sprechfluss in eine vorgegebene Bewegung übertragen

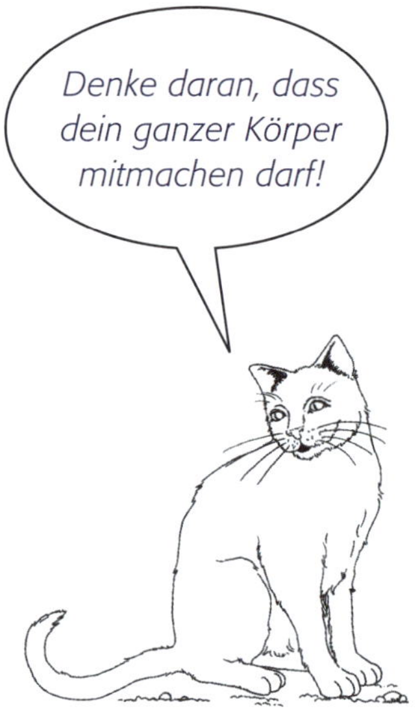

Tipps, Varianten, Anschlussübungen:

- Die „Umlaufbahn" des Säckleins lässt sich variieren:
  - über den Kopf
  - unter einem Bein hindurch (Knie heben)
- Darauf achten, dass immer eine aufrechte Haltung eingenommen wird.

Material:

Hirsesäcklein, Textvorlage (leicht), Wand- oder Magnettafel für den Text

09 Therapiebereich:
Lockeres Stottern

Gummitwist-Rätsel

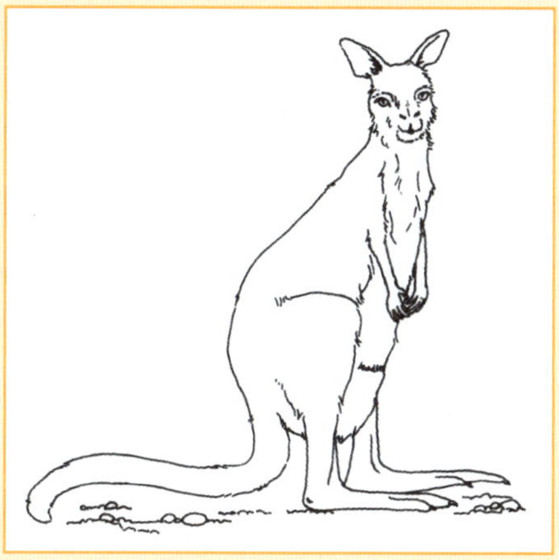

Therapieziel:
Anfangssilben auf Wortebene locker wiederholen

Idee:

Der Gummitwist wird an einem Pfosten oder an einem Regal befestigt, am anderen Ende steht die Logopädin. Sie gibt dem Kind ein Wörterrätsel auf und nennt jeweils die Anzahl Silben, die das Lösungswort hat. Wenn das Kind die Lösung weiß, hüpft es das Wort mit seinen Silben auf dem Gummitwist ab. Bei einem weiteren Durchgang soll die erste Silbe mehrfach gesprochen bzw. gehüpft werden.

Grundidee: ▶ **Rhythmus**

Bewegung
Zu rhythmischen Vorgaben Bewegungsformen finden

Redefluss
Sprech- und Bewegungsrhythmus aufeinander abstimmen

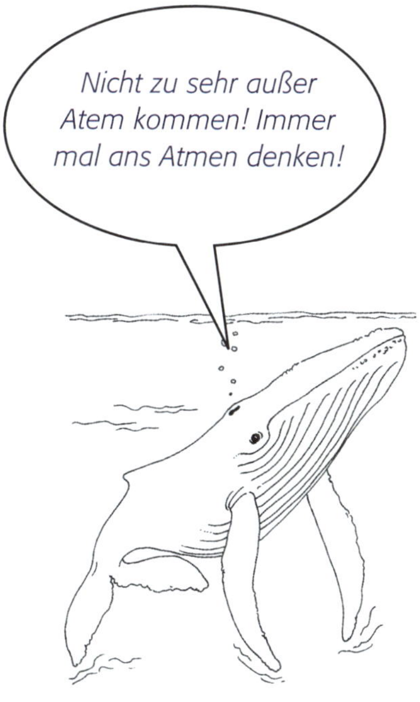
Nicht zu sehr außer Atem kommen! Immer mal ans Atmen denken!

Tipps, Varianten, Anschlussübungen:

- Es ist wichtig, die Anzahl der Silben bekanntzugeben, damit sich das Kind eine zur Lösung passende Hüpfform ausdenken kann.
- Beispiele für ein Rätsel:
  Ein dreisilbiges Tier mit einem Rüssel
  E – le – fant
  Eine viersilbige braune dreieckige Schweizer Süßigkeit
  Tob – le – ro – ne

Material:

Gummitwist, selbst ausgedachte Rätsel, Ideen für Hüpfformen (z.B. in Blank, H.,1995. Seilchenspringen, Gummitwist, Fadenabheben. Münster: Coppenrath Verlag. ISBN 3-8157-1210-6)

10

Therapiebereich:
Lockeres Stottern

Himmel und Hölle

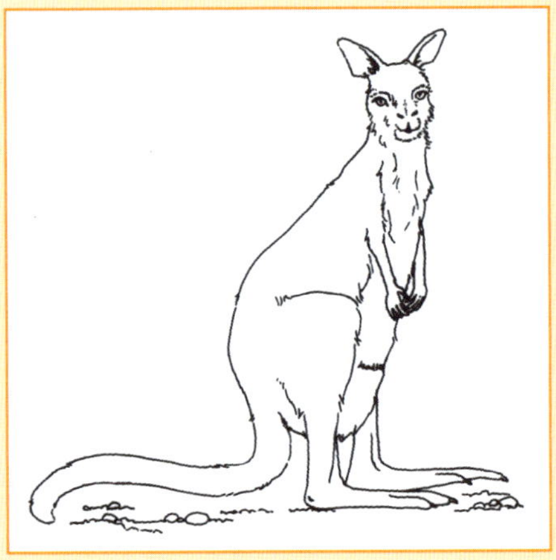

Therapieziel:
Silben locker wiederholen

Idee:

Am Boden befindet sich ein Raster des bekannten Spiels „Himmel und Hölle" mit maximal sieben Feldern mit Zahlen. Das Kind nimmt eine Wortkarte und liest das Wort laut vor. Dann wirft es einen Stein in ein Feld. Es hüpft bis zum Zielfeld und wiederholt während des Hüpfens die erste Silbe so oft, wie die Feldzahl anzeigt. Wenn es im Zielfeld angelangt ist, spricht es das Wort zu Ende und hüpft dann wieder zurück.

Grundidee: ▶ **Koordination**

Bewegung	**Redefluss**
Bewegungskoordination	Sprechkoordination

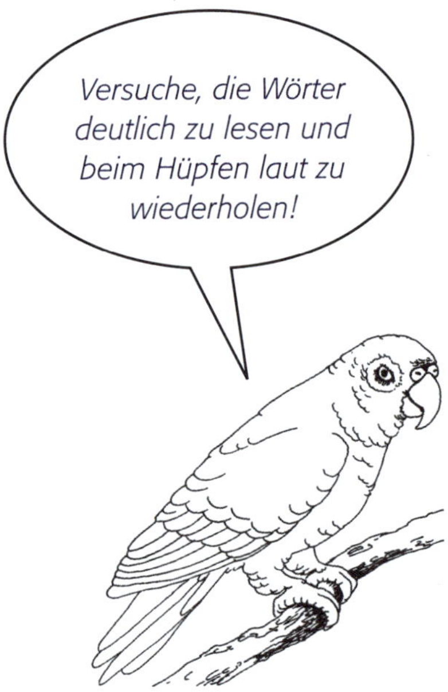
Versuche, die Wörter deutlich zu lesen und beim Hüpfen laut zu wiederholen!

Tipps, Varianten, Anschlussübungen:

- Das Spiel kann nach eigenen Regeln oder nach den bekannten wie folgt gespielt werden: Man wirft den Stein der Zahlenreihe nach immer ein Feld weiter. Wenn man das entsprechende Feld nicht trifft, ist die andere Person an der Reihe.

Material:

Malerklebeband oder Straßenkreide, Wortkarten

11

Therapiebereich:
Lockeres Stottern

Känguru-Wörter

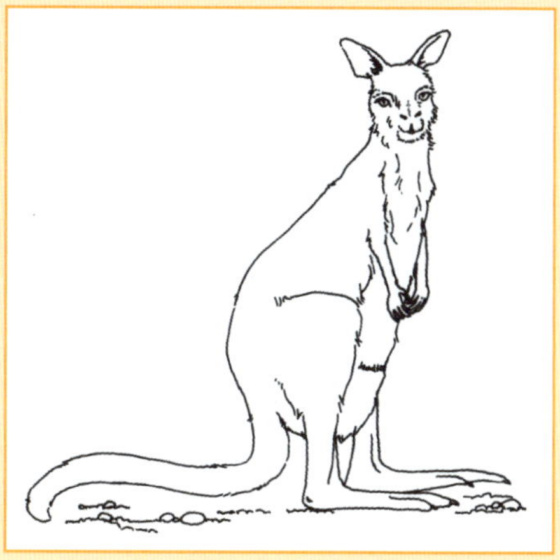

Therapieziel:
Anwendung des lockeren Stotterns auf Wortebene

Idee:

Immer zwei Kinder bilden ein Paar. Einem der beiden Kinder wird ein Bild oder eine Wortkarte auf den Rücken geheftet, welche der Spielpartner zuerst nicht sieht.

Auf Kommando „Känguru hü hü hüpf" hüpfen die Kinder los. Die Kinder ohne Karte versuchen den Begriff oder das Wort auf dem Rücken des Partners zu erkennen und locker stotternd zu benennen.

Grundidee: ▶ **Rhythmus**

Bewegung	**Redefluss**
Die Dynamik der eigenen Bewegung erfahren	Sprechen analog der Bewegung locker rhythmisieren

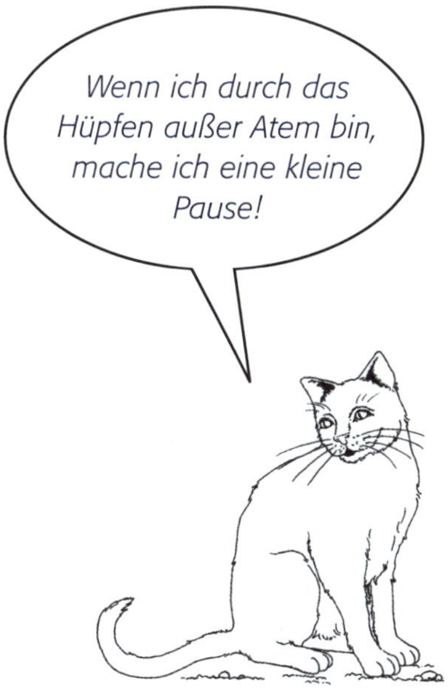
Wenn ich durch das Hüpfen außer Atem bin, mache ich eine kleine Pause!

Tipps, Varianten, Anschlussübungen:

- Variante: Hüpffläche durch ein Seil begrenzen: Durch das Hüpfen lösen sich manchmal die angehefteten Karten – ideal sind dann Karten, die an einem Schlüsselband/Lanyard festgemacht sind und auf den Rücken gedreht werden.
- Wenn das Spiel mit 3 Paaren gemacht wird, kann dann mit den erratenen drei Wörtern eine Fantasiegeschichte locker stotternd erzählt werden.

Material:

Bildkarten, Wortkarten, Schlüsselband/Lanyard

12

Therapiebereich:
Lockeres Stottern

Stuhlwandern

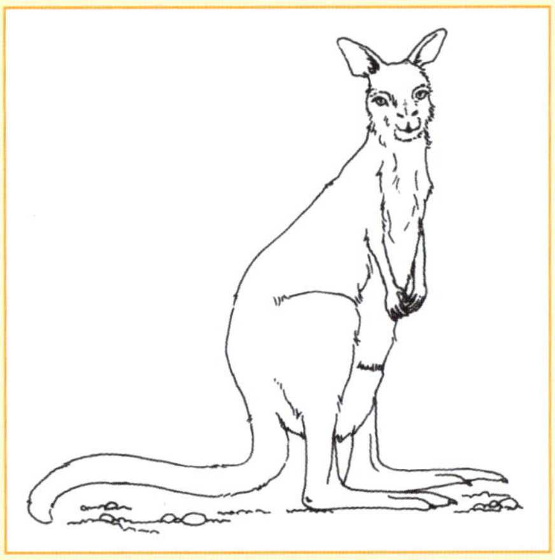

Therapieziel:
Lockeres willentliches Stottern auf Wortebene an verschiedenen Positionen

Idee:

Drei Stühle stehen in einer Reihe. Die Kinder stehen vor den Stühlen. Ein Stapel mit Bild- oder Wortkarten mit dreisilbigen Wörtern liegt bereit. An jedem Stuhl ist an der Rückenlehne ein Schild mit Zahlen angebracht. Auf dem ersten Stuhl eine Drei, auf dem zweiten und dritten Stuhl eine Eins. Die Zahlen bestimmen, wie oft die Silbe wiederholt wird und das Kind sich hinsetzen und wieder aufstehen muss. Das Kind zieht nun eine Karte vom Stapel (Bsp.: Krokodil) und setzt sich dreimal auf den ersten Stuhl und steht dreimal wieder auf (Sprechbeteiligung: „Kro – Kro – Kro"). Dann wechselt es auf den zweiten Stuhl („ko", nur einmal hinsetzen) und dann auf den dritten Stuhl („dil", auch nur noch einmal hinsetzen).

Grundidee: ▶ **Dynamik**

Bewegung	**Redefluss**
Lockerheit und Freude an der Bewegung auf die Stotterweise übertragen	Lockere Teilwortwiederholungen bewusst anwenden

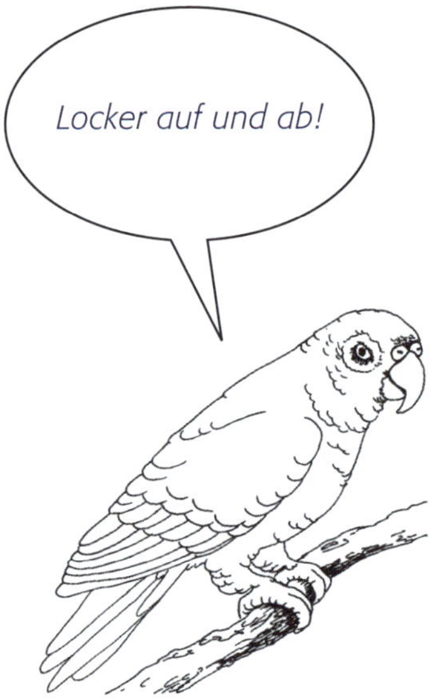

Tipps, Varianten, Anschlussübungen:

- Zu Beginn der Übung ist es für das Kind einfacher, wenn die Teilwortwiederholung am Wortanfang lokalisiert ist. Man kann dann im Lauf der Übung die Position der Wiederholungen auf den In- und Auslaut verlegen oder mehrere Silben locker stottern lassen (Bsp.: Zahlenkombination 3 – 1 – 2).
- In der Gruppe kann noch der Wettbewerbsgedanke eingebracht werden: Wie lange braucht man, um zehn Wörter locker zu stottern und auf den Stühlen hin und her zu hüpfen?

Material:

3 Stühle, Zahlenschilder, Bild- oder Wortkarten mit dreisilbigen Wörtern

13

Therapiebereich:
Lockeres Stottern

Was gehört zusammen?

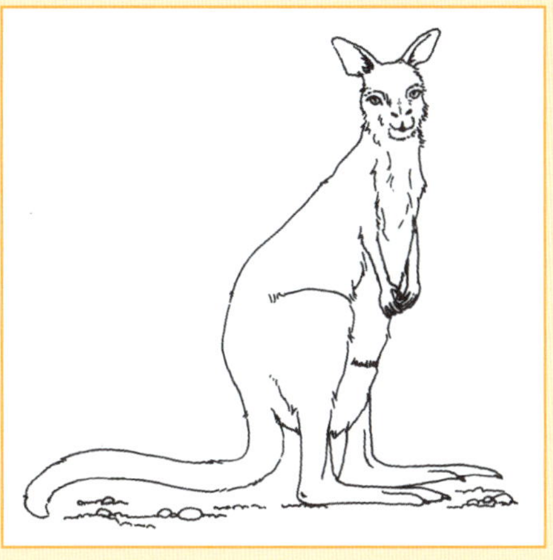

Therapieziel:
Lockeres willentliches Stottern auf Wortebene

Idee:

Ein Sucher verlässt den Raum und die Restgruppe wird in Paare aufgeteilt. Jedes Paar repräsentiert ein zusammengesetztes Wort. Spieler A1 ist z.B. „Haus" und Spielerin A2 ist „Dach", Spieler B1 ist „Tisch" und Spielerin B2 ist „Bein". Nun kommt der Sucher in den Raum und alle anderen schweigen. Der Sucher berührt einen Spieler und dieser nennt seinen Begriff („Haus"). Daraufhin hüpfen die anderen Kinder los und bei jedem Hüpfer sprechen sie fortlaufend ihr Wort (Ganzwortwiederholungen). In diesem Stimmenwirrwarr muss der Sucher die richtige Wortkombination herausfinden und benennen. Danach berührt er einen anderen Spieler, und die Suche beginnt erneut.

Grundidee: ▶ **Dynamik**

Bewegung	**Redefluss**
Lockerheit und Freude an der Bewegung auf die Stotterweise übertragen	Lockere Ganzwortwiederholungen bewusst anwenden

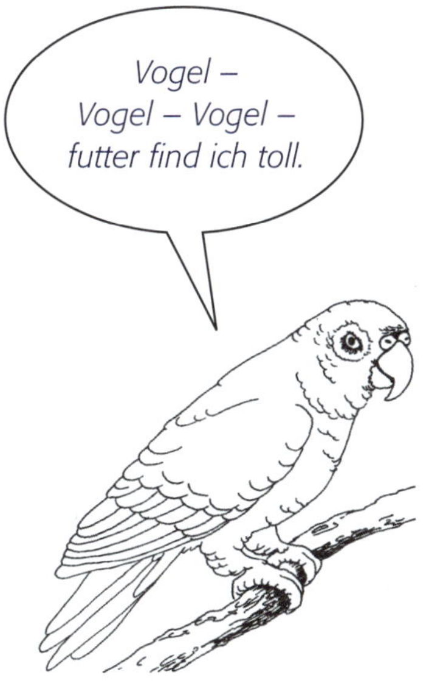

Tipps, Varianten, Anschlussübungen:

- Dieses Spiel eignet sich vor allem für größere Gruppen. Es kann auch gut als dynamische Übung, quasi zum „Austoben" vor einer Entspannungssequenz eingesetzt werden.
- Eine Variante besteht darin, dass bei einem leicht federnden Hüpfen auch nur leise gesprochen wird und der Sucher lauschen muss. Dies unterstützt den dosierten Krafteinsatz (im Gegensatz zu der häufig großen Anstrengungsbereitschaft der Kinder beim Stottern).

Material:

Liste mit Komposita für die Therapeutin

14

Therapiebereich:
Lockeres Stottern

Wortenthüllung

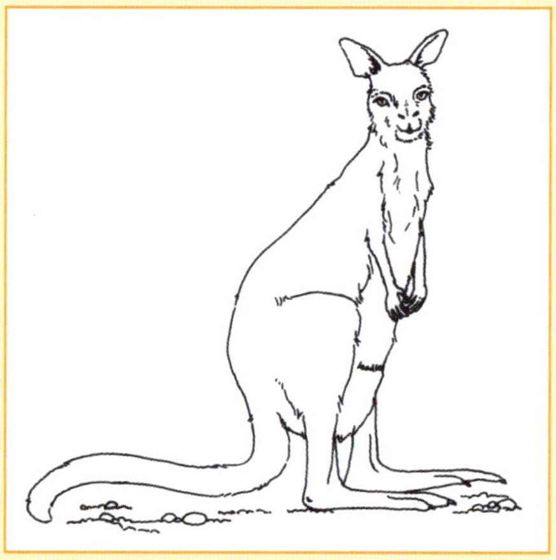

Therapieziel:
Anfangssilben auf Wortebene prolongieren

Idee:

Auf einer Schachtel unter einem durchscheinenden Vorhangstoff klebt ein mehrsilbiges Wort. Das Kind liest das Wort leise für sich. Danach enthüllt es dieses wie ein Denkmal. Während das Kind am Vorhangstoff zieht, dehnt es die erste Silbe. Sobald das ganze Wort enthüllt ist, spricht das Kind das Wort zu Ende.

Grundidee: ▶ **Dynamik**

Bewegung
Die Dynamik der eigenen Bewegung erfahren und dosieren

Redefluss
Begriffe gedehnt und kurz sprechen, verstehen und unterscheiden

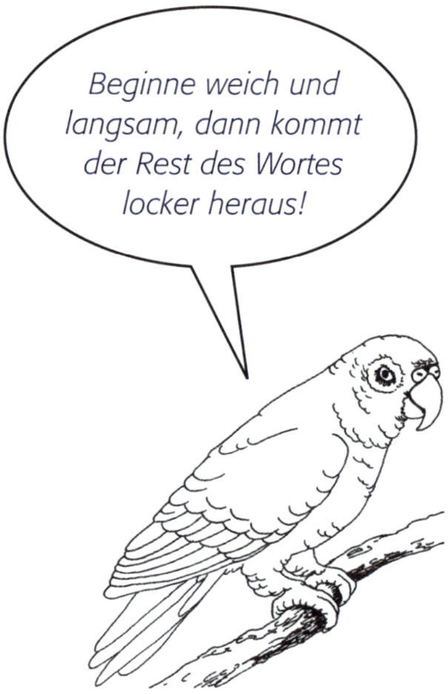
Beginne weich und langsam, dann kommt der Rest des Wortes locker heraus!

Tipps, Varianten, Anschlussübungen:

- Achtung: Für diese Übung eignen sich nicht alle Wörter in gleichem Maße. Als Einstieg werden Silben mit dehnbaren Konsonanten empfohlen, z.B. 'm', 'n', 'l' etc.

Material:

Vorhang, weißes Seidenpapier oder Chiffontuch, Wortkarten, Schachtel

15

Therapiebereich:
Lockeres Stottern

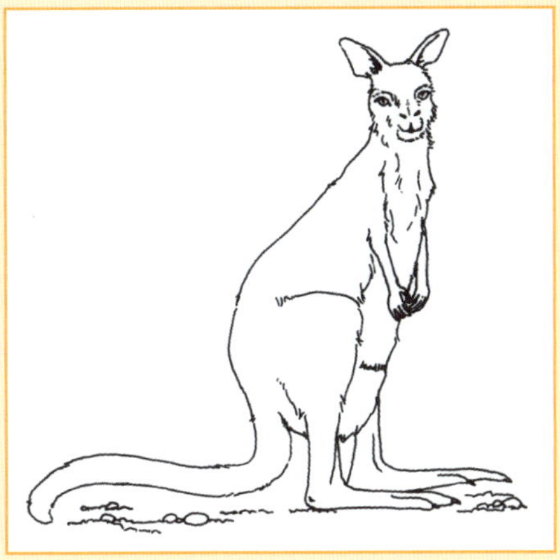

Wörterspaziergang

Therapieziel:
Laute und Lautübergänge wahrnehmen

Idee:

Am Boden liegen die Buchstaben eines Wortes. Das Kind schreitet die Laute eines Wortes ab und artikuliert sie gleichzeitig. Vor und während des Übergangs zum nächsten Laut richtet es seine Aufmerksamkeit darauf, wie Mund, Lippen, Zunge und Halsraum dabei geformt sind.

Grundidee: ▶ **Wahrnehmung**

↓ **Bewegung**
Körperwahrnehmung

↓ **Redefluss**
Artikulationspositionen und -arten bewusst erleben

Tipps, Varianten, Anschlussübungen:

- Für dieses Spiel eignen sich Wörter mit Vokalen, Nasalen, Lateralen, Frikativen und Vibranten besser als Laute anderer Artikulationsarten, da sie sich in die Länge ziehen lassen. Beispiele für sinnfreie Wörter: Famu, Misa, Winu, Sera, Nilo, Schufo, Lori, Rela, Jani, Hula. Beispiele für Wörter: fallen, malen, Wiese, Sonne, Schule, Nase, lila, Riese, Juli, China, holen.
- Wenn das Spiel bekannt ist, kann der Schwierigkeitsgrad angepasst werden: Wörter können dann Plosive, Affrikaten, Mehrfachkonsonanten oder mehr als zwei Silben enthalten, oder das Kind denkt sich selber Wörter aus und nimmt evtl. solche, bei denen es oft stottert.
- Für Kinder der ersten Klasse anstelle von Buchstabenkarten Mundbilder oder Anlautsymbole in die Felder legen.

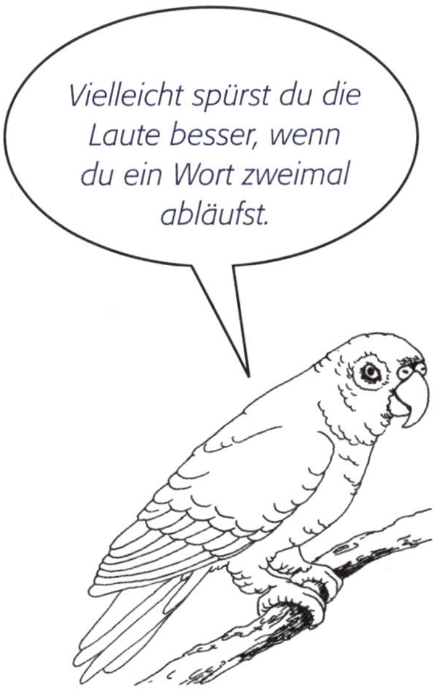
Vielleicht spürst du die Laute besser, wenn du ein Wort zweimal abläufst.

Material:

Malerabdeckband (zum Beschreiben mit Lauten) oder Buchstabenkarten für drinnen, Straßenkreide für draußen

16

Therapiebereich:
Lockeres Stottern

Wäscheklammer – Fangen

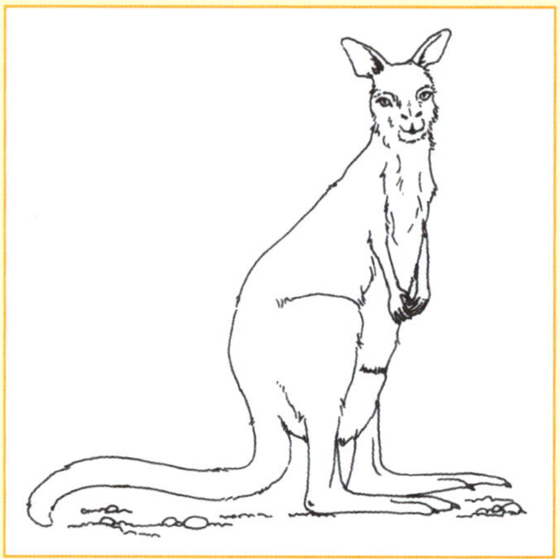

Therapieziel:
Lockeres willentliches Stottern auf Wort- und Satzebene

Idee:

Auf ca. 20 hölzernen Wäscheklammern werden Wörter mit Filzstift geschrieben. Diese Wäscheklammern werden vorsichtig beim Kind und bei der Therapeutin an den Kleidern festgemacht. Auf das Kommando „Au – Au – auf die Plä – Plätze los" versucht man sich gegenseitig die Wäscheklammern zu „klauen". Nach einer vereinbarten Zeit (z.B. zwei Minuten mit der Eieruhr einstellen) werden die ergatterten Wäscheklammern gezählt und der Sieger ermittelt. Nun sollen die Wörter locker gestottert werden. Als Leistungssteigerung kann aus fünf „Wäscheklammerwörtern" eine Geschichte locker stotternd erfunden werden.

Grundidee: ▶ **Dynamik**

Bewegung	Redefluss
Lockerheit und Freude an der Bewegung auf Stotterweise übertragen	Lockere Teilwortwiederholungen bewusst anwenden

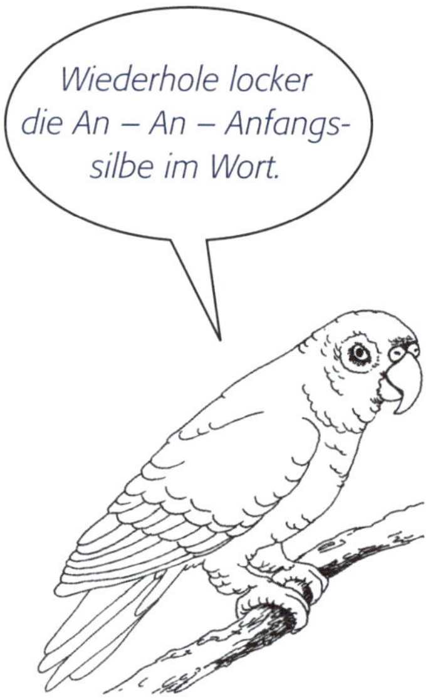

Tipps, Varianten, Anschlussübungen:

- Das Therapeutinnenmodell ist bei dieser Übung sicherlich wertvoll. Zuerst spricht die Therapeutin die Wörter locker stotternd, dann das Kind.
- Die Wäscheklammern können auch gemeinsam mit dem Kind beschriftet werden oder z.B. thematisch aus einem für das Kind interessanten Bereich stammen (Fußball, Ritter, Pferde...). Die Wäscheklammern können in einer weiteren Durchführung im Zimmer versteckt und gesucht werden.
- Das Anstecken an den eigenen Kleidern kann mit einer Körperwahrnehmungsübung verbunden werden („Spürst du, wo ich die Wäscheklammern festmache?").

Material:

Hölzerne Wäscheklammern, Filzstift, gegebenenfalls Eieruhr

17 Therapiebereich:
Lockeres Stottern

Pappteller-Stottern

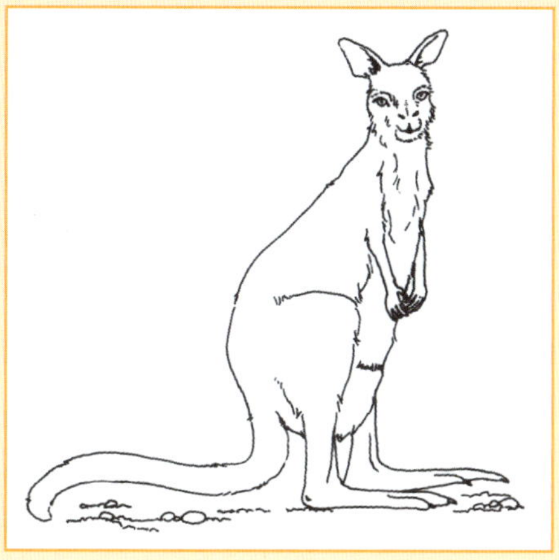

Therapieziel:
Anwendung von lockerem Stottern auf Satzebene

Idee:

Die Kinder werden in zwei Gruppen unterteilt. Jede Gruppe hat eine andere Farbe an Papptellern (etwa zehn Stück) verkehrt herum vor sich liegen. Auf Kommando drehen beide Gruppen die Pappteller um und sehen ein Wort, das vorher auf den Teller geschrieben wurde. Aus diesen Wörtern müssen sie die Pappteller so anordnen, dass sich ein richtiger Satz ergibt. Aber Achtung: Einige Wörter sind zweifach oder dreifach vorhanden. Die Kinder legen den Satz/die Pappteller in die richtige Reihenfolge und schreiten den Satz ab. Pro Schritt sprechen sie ein Wort, Ganzwortwiederholungen inbegriffen. Seitlich von Papptellern laufen, beim Wiegeschritt auf der Stelle stehen bleiben und Körperentlastung von vorne nach hinten machen.

Grundidee: ▶ **Koordination**

Bewegung	**Redefluss**
Die Dynamik der eigenen Bewegung erfahren	Sprechen analog der Bewegung locker rhythmisieren

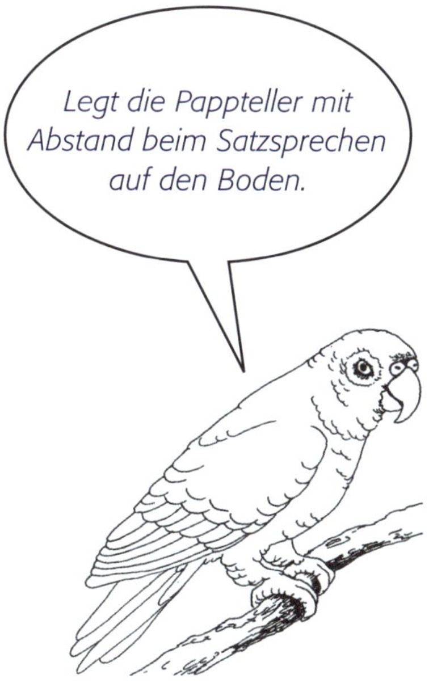
Legt die Pappteller mit Abstand beim Satzsprechen auf den Boden.

Tipps, Varianten, Anschlussübungen:

- Komposita auf zwei Pappteller verteilen.
- Die mehrfachen Wort-Pappteller werden hintereinander gelegt. Dann laufen die Kinder fortlaufend in eine Richtung. Diese Wort-Pappteller können aber auch untereinander gelegt werden, dann macht das Kind bei den Wortwiederholungen Wiegeschritte seitlich, bevor es weiter in Richtung Satzende läuft (Beispiele siehe folgende Seite).
- Auf die Verteilung achten: Subjekt, Verb und Objekt müssen vertreten sein.
- Auf den Papptellern können auch Satzteile wie Ortsbezeichnungen stehen (Bsp.: ‚in der Schule', ‚auf dem Misthaufen', ‚im Supermarkt'...).

Material:

Pappteller in zwei Farben, die vorher mit Satzteilen/Wörtern beschriftet worden sind

17 Übungsbeispiele zu Pappteller-Stottern

Variante „Ganzwortwiederholung“ am Satzanfang und in der Satzmitte

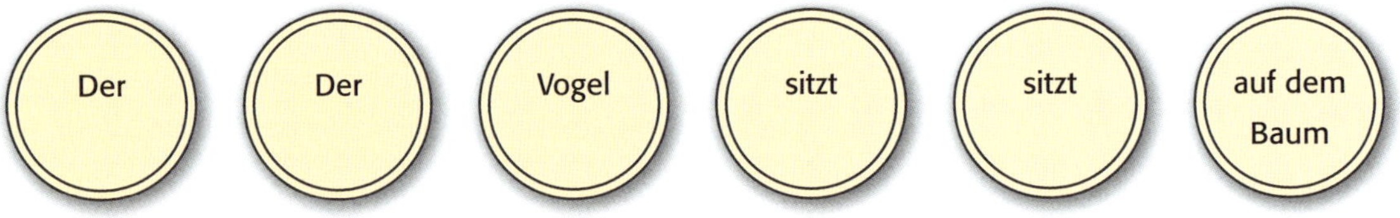

Das Kind läuft und pro Schritt spricht es die Wörter (auch die Wiederholungen).

Variante „Wiegeschritt seitlich oder vorwärts“

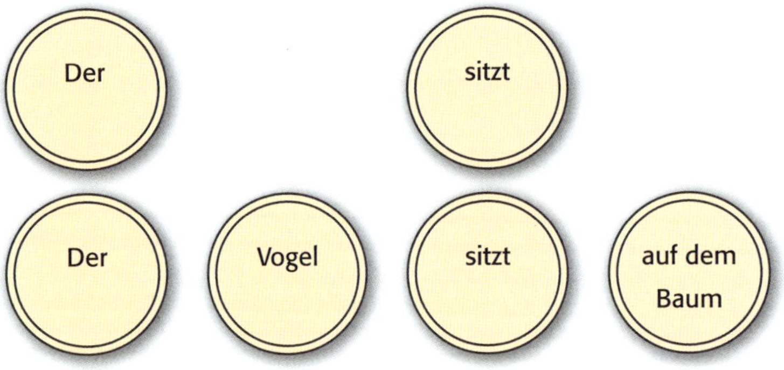

18

Therapiebereich:
Lockeres Stottern

Zehnerspiel

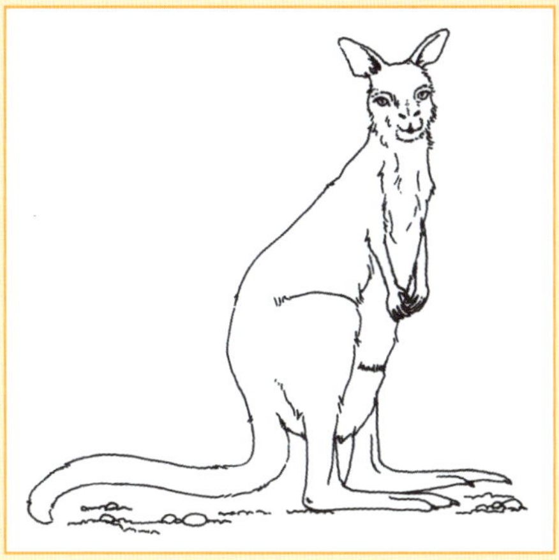

Therapieziel:
Anwendung von lockerem Stottern auf verschiedenen sprachlichen Ebenen

Idee:

Das bekannte Ballprellspiel wird mit lockerem Stottern kombiniert. Das Kind soll zehn verschiedene Prellarten mit steigendem Schwierigkeitsgrad (Bewegung und linguistische Komplexität) und abnehmender Durchführungshäufigkeit in den einzelnen Spielstufen umsetzen. Umsetzungsanregungen auf der folgenden Seite.

Grundidee: **Rhythmus, Koordination**

Bewegung
Zu rhythmischen Vorgaben Bewegungsformen finden und Bewegung und Sprechen zeitgleich koppeln

Redefluss
Sprech- und Bewegungsrhythmus aufeinander abstimmen

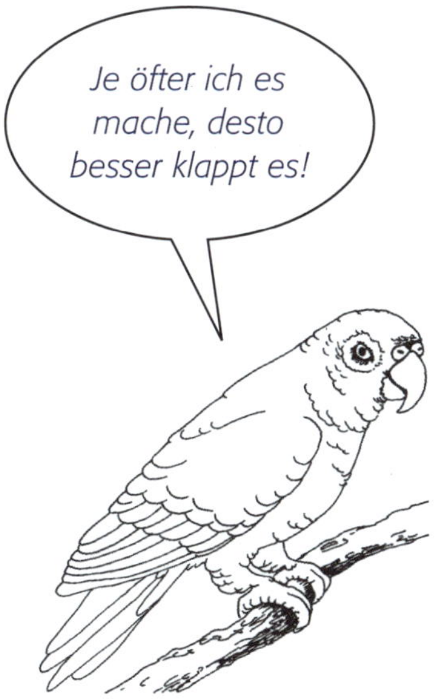

Tipps, Varianten, Anschlussübungen:

- Die Spielform erst als 5er-Spiel einführen und für das Kind leichtere Formen auswählen.
- Das Therapeutinnenmodell ist hier sicherlich auch hilfreich.
- Der Ball sollte eine gute „Sprungkraft" haben.

Material:

Ball, Plan mit den Spielstufen

18 Kopiervorlage zum Zehnerspiel

Stufe 10:
Prelle den Ball zehnmal auf den Boden, fange den Ball nach jedem Prellen auf. Immer wenn der Ball auf den Boden prellt, sprich gleichzeitig „bum“.

Stufe 9:
Prelle den Ball neunmal auf den Boden und fange den Ball nach jedem Prellen. Immer wenn der Ball auf den Boden prellt, sprich „bu“ und wenn du ihn fängst „bum“. Es hört sich dann wie „Bu – bum“ an.

Stufe 8:
Prelle den Ball achtmal auf den Boden und klatsche einmal in die Hände, bevor du den Ball fängst. Sprechbeteiligung: Bodenprellen „Ba“, klatschen „Ba“ und fangen „Ball“. Es hört sich dann wie „Ba – ba – ball“ an.

Stufe 7:
Prelle den Ball zweimal gegen eine Wand und fange ihn wieder auf. Diese Spielform siebenmal durchführen. Sprechbeteiligung: Wandprellen „Pa“ „Pa-“ . Fangen: „-pier“.

Übungsmaterial: Zweisilbige Wörter mit ‘P’, ‘T’ und ‘K’.

Stufe 6:
Prelle den Ball mit einer Hand mehrmals auf den Boden und fange ihn dann auf. Diese Spielform sechsmal durchführen. Sprechbeteiligung: Prellen „Te – Te – Te – Te“ Fangen: „-ller“.

Übungsmaterial: Zweisilbige Wörter mit ‘T’ und ‘K’.

Stufe 5:
Ball von einer Hand zur anderen Hand hin- und herwerfen (Ein-Ball-Jonglage). Bei jedem Handwechsel ein dreisilbiges Wort locker stottern. „Ba – Ba – Ba – na – na – na – ne“. Diese Spielform fünfmal durchführen.

Übungsmaterial: Dreisilbige Wörter mit Konsonantenbeginn.

Stufe 4:
Ball gegen die Wand prellen, sich um die eigene Achse drehen und dann den Ball wieder fangen. Diese Spielform viermal durchführen. Sprechbeginn ist beim Werfen des Balles gegen die Wand, der Vokal des Wortes wird für die Dauer der Drehbewegung um die eigene Achse gedehnt und mit dem Fangen beendet. Sprechbeteiligung: Werfen „W“; Drehen: „iiiiiiiii“, Fangen „nd“.

Stufe 3:
Breitbeinig dastehen und den Ball wie eine Acht durch die Beine zirkulieren lassen. Bei jedem Handwechsel wird die Anfangssilbe des Wortes locker wiederholt. Diese Spielform dreimal durchführen. Übungsmaterial: Zwei- und dreisilbige Wörter mit Vokalanfang.

Stufe 2:
Ball hochwerfen, einmal klatschen und dann den Ball wieder fangen. Diese Spielform zweimal durchführen. Sprechbeteiligung: Werfen „Pe“, Klatschen „Pe“, Fangen „Peter“.

Übungsmaterial: eigene Namen und Namen von Freunden/Verwandten.

Stufe 1:
Ball hochwerfen, einmal klatschen, um die eigene Achse drehen und dann den Ball wieder fangen. Diese Spielform einmal durchführen. Sprechbeteiligung: Werfen „Pa“, Klatschen „Pa“, Fangen „Patrizia“.

Übungsmaterial: Namen, Lieblingsessen, Lieblingsfernsehsendungen, Buchtitel etc.

19

Therapiebereich:
Lockeres Stottern

Stuhlwechsel

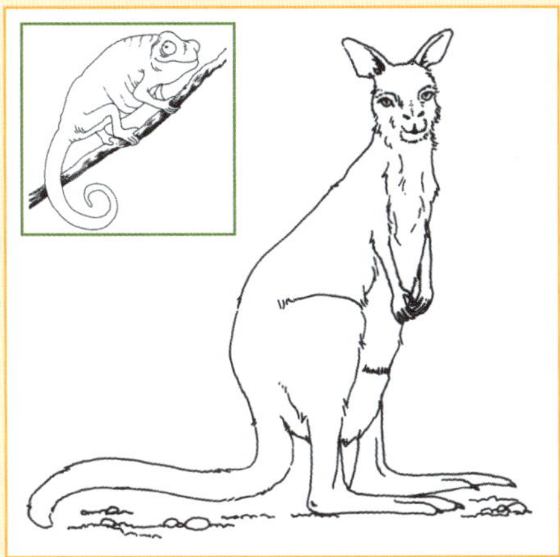

Therapieziel:
Bewusst den Wechsel zwischen lockerem Stottern und veränderter Sprechweise anwenden

Idee:

Zwei Stühle stehen nebeneinander. Auf der Rückenlehne des einen Stuhls befindet sich das Bild des Kängurus, auf dem anderen Stuhl das Bild des Chamäleons (siehe Kopiervorlagen). Das Kind erzählt nun eine Bildergeschichte, ein Erlebnis, eine Geschichte. Es beginnt auf dem Kängurustuhl und baut willentlich immer wieder lockere Stottersymptome ein. Auf ein vereinbartes akustisches Zeichen wechselt es den Stuhl und erzählt z.B. in einer „chilligen Sprechweise" die Geschichte weiter.

Grundidee: **Koordination (Umschaltleistung)**

Bewegung	**Redefluss**
Ort- und Bewegungswechsel motorisch umsetzen	Umschalten zwischen Sprech- und Stottermodus

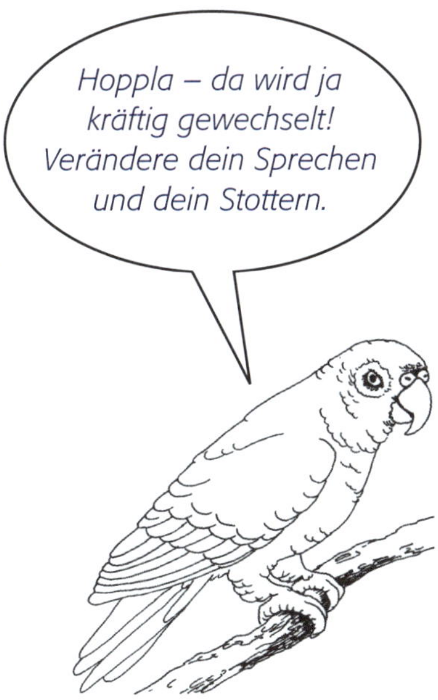
Hoppla – da wird ja kräftig gewechselt! Verändere dein Sprechen und dein Stottern.

Tipps, Varianten, Anschlussübungen:

- Diese Übung ist anspruchsvoll und sollte erst nach gewonnener Sicherheit mit veränderter Sprechweise und lockerem Stottern angeboten werden.
- Der Wechsel kann zu Beginn motorisch gut unterstützt werden. Bsp. Lockeres Stottern – hüpfen auf dem Stuhl, „chilliges Sprechen" – gemütlich im Stuhl „hängen".

Material:

2 Stühle, Kopien Känguru und Chamäleon, Bildergeschichte o.Ä.

Kopiervorlage zum Stuhlwechsel

19

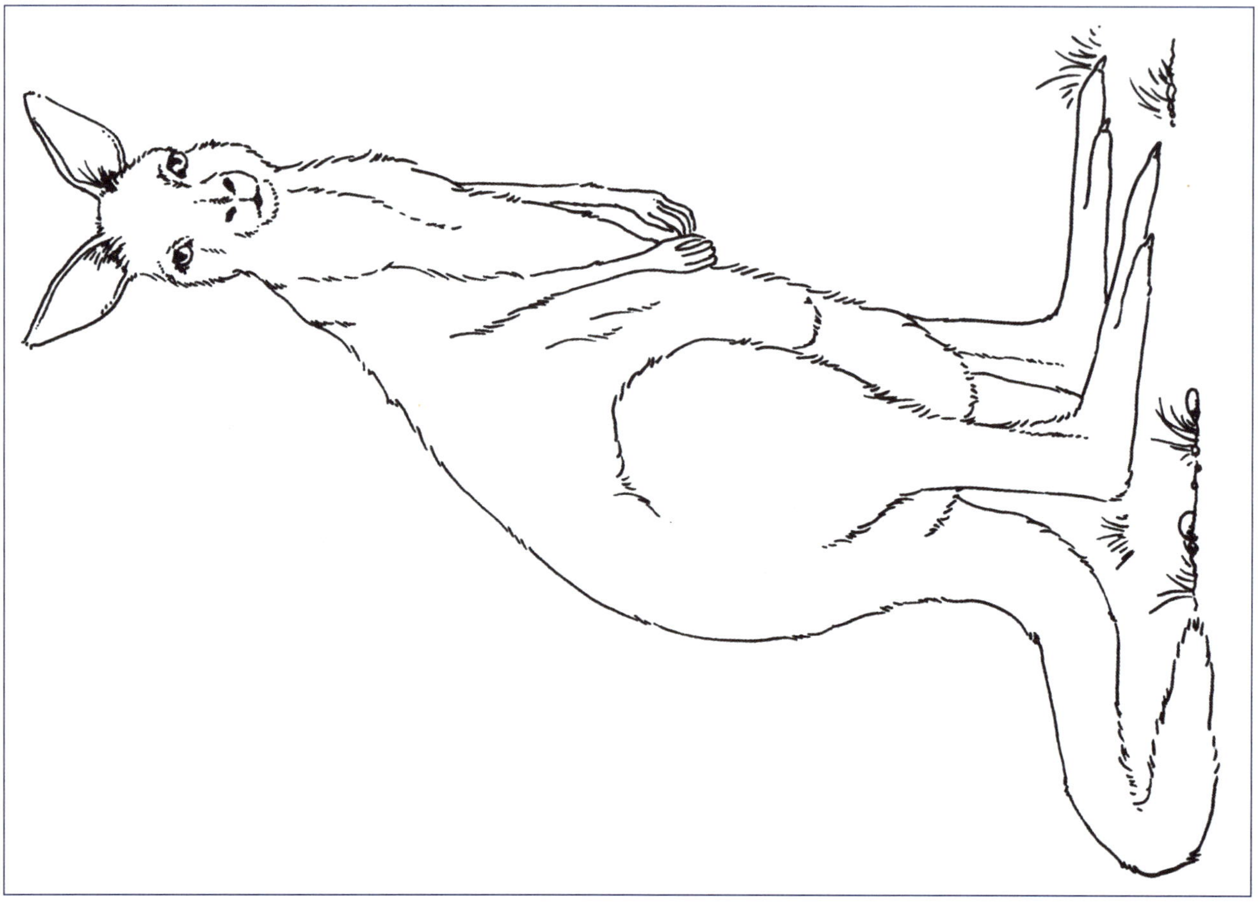

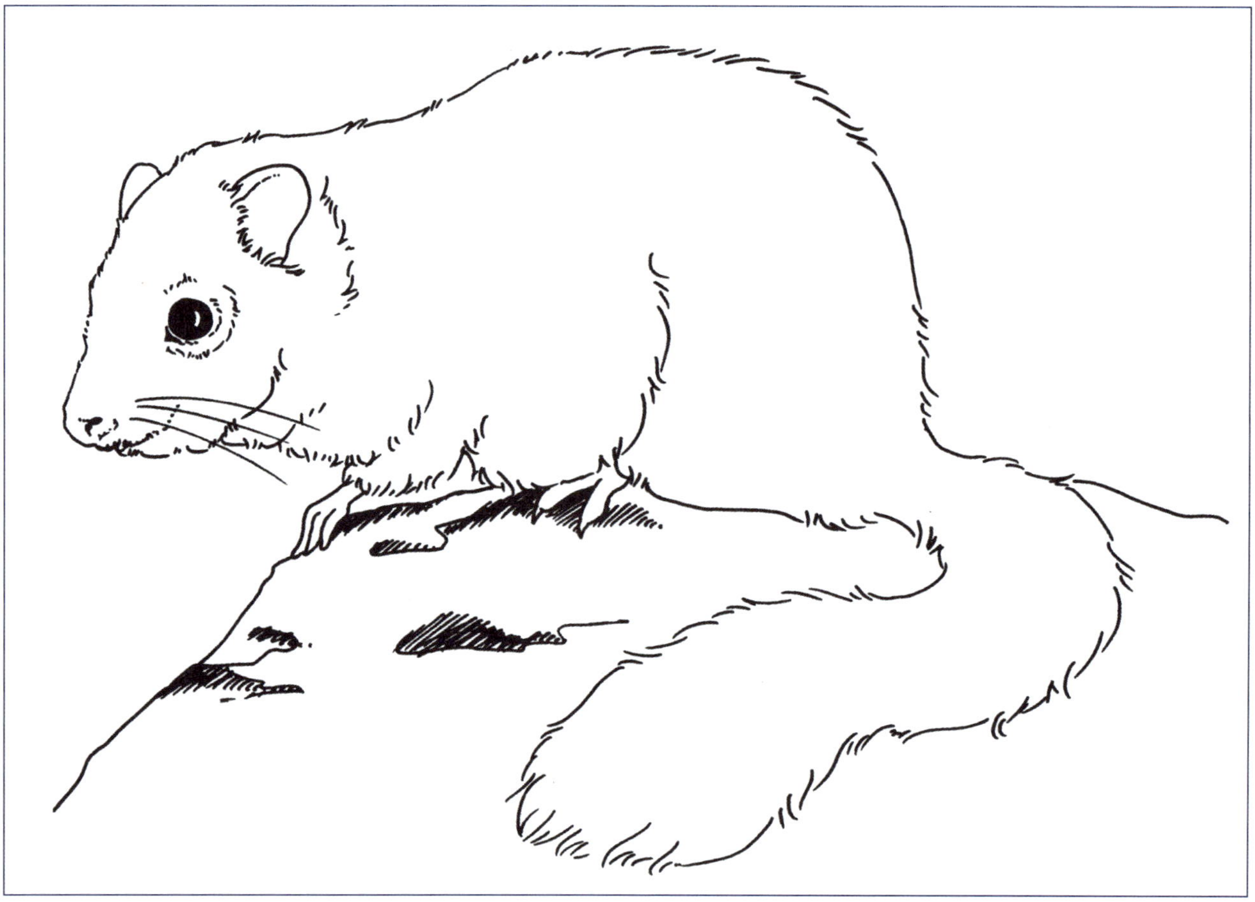

Kopiervorlage zum Stuhlwechsel

19

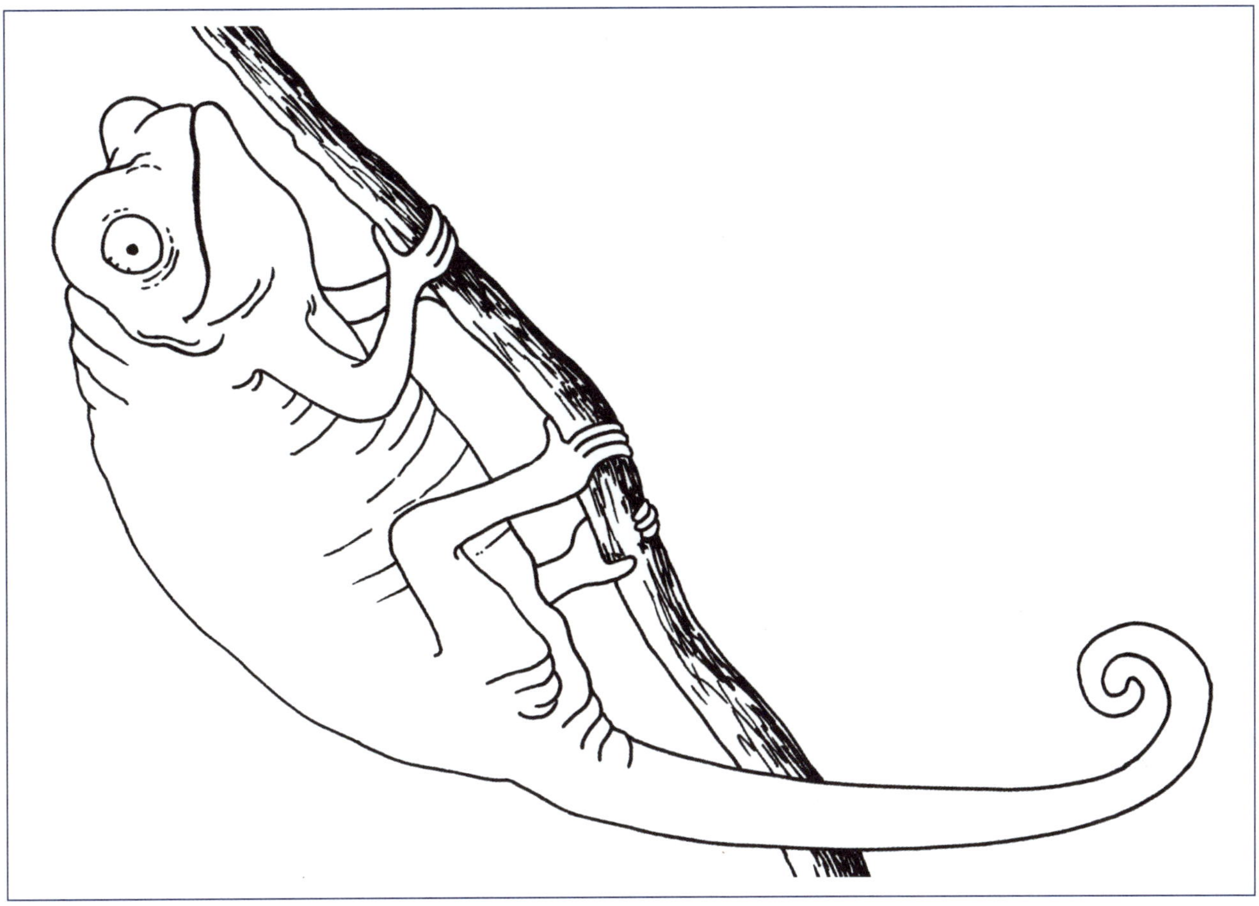

20

Therapiebereich:
Blocklösestrategien

Tiefseetauchen

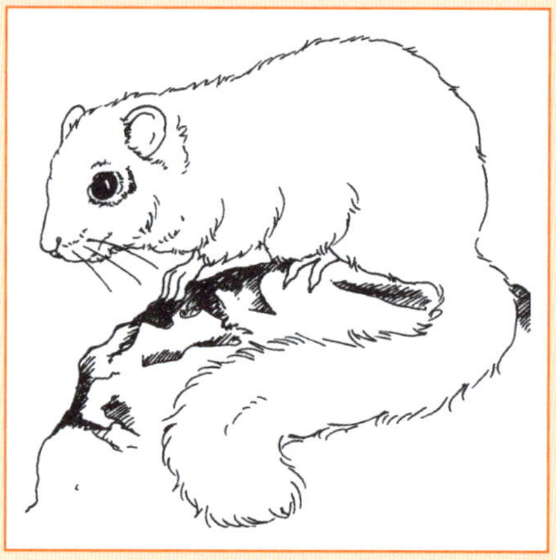

Therapieziel:
Anspannung und Entspannung als Gegensätze erleben

Idee:

Die Logopädin sagt dem Kind, dass sie ihm jetzt eine Geschichte erzählen wird. Das Kind legt sich auf eine weiche Unterlage und schließt die Augen. Die Logopädin schaltet eine ruhige Musik ein und beginnt zu erzählen. Anweisungen zum Erzählen befinden sich auf dem Textblatt.

Grundidee: **Entspannung**

Bewegung	**Redefluss**
Wahrnehmung von Anspannung und Entspannung	Begriffe aufgrund von Vorstellungsbildern verstehen

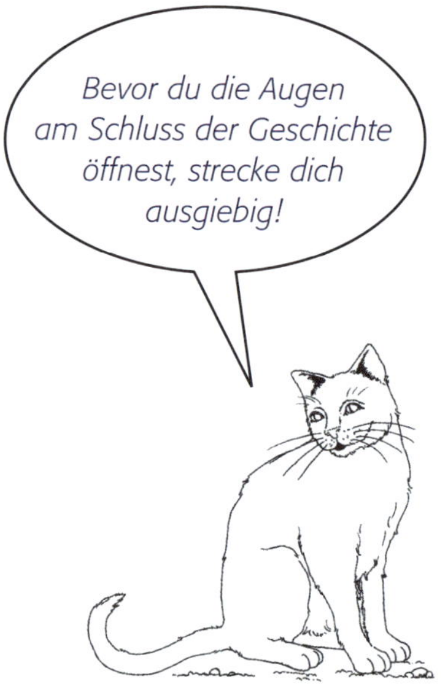
Bevor du die Augen am Schluss der Geschichte öffnest, strecke dich ausgiebig!

Tipps, Varianten, Anschlussübungen:

- Ruhige Atmosphäre als Voraussetzung!
- Die Geschichte langsam, ruhig und mit vielen Wiederholungen erzählen. Zwischen Gesprochenem lange Pausen machen, damit das Kind Zeit hat, sich alles vorzustellen und seinen Körper entsprechend spüren kann.
- Evtl. muss das Zimmer etwas verdunkelt werden.
- Es lohnt sich, anschließend mit dem Kind zu reflektieren.
- Eine Decke zum Zudecken gibt dem Kind zusätzlich Wärme und Sicherheit.

Material:

Weiche Unterlage, entspannende Musik, Text Fantasiereise (siehe folgende Seite), evtl. Augenbinde und Decke

20 Text Fantasiereise zu „Tiefseetauchen"

Stell dir vor, du fährst mit einem Boot weit aufs Meer hinaus. Das Boot schwankt sanft hin und her. Du spürst, wie dein Körper hin und her geschaukelt wird.

Heute gehst du im Meer tauchen. Du schlüpfst in einen Taucheranzug, montierst die Flossen und die Taucherbrille und bindest eine schwere Sauerstoffflasche auf den Rücken, damit dir unter Wasser die Luft nicht ausgeht.

Dann springst du ins Meer. Es ist eiskalt! All deine Muskeln ziehen sich zusammen – du hältst für einen Moment den Atem an. Dein Körper ist ganz steif vor Kälte.

Langsam gewöhnst du dich an die Wassertemperatur und entspannst dich wieder. Dein Körper fühlt sich schwer an, und du lässt dich einfach mal ganz tief hinuntersinken.

Du bist schwer – die Füße, die Beine sind schwer – die Hände, die Arme sind schwer – der Rücken mit der Sauerstoffflasche darauf ist ganz schwer – du sinkst und sinkst.

Schöne Fische schwimmen an dir vorbei. In regelmäßigen Abständen lässt du Luftblasen aufsteigen. Du bist ganz entspannt und beobachtest ruhig die schöne Unterwasserwelt.

Plötzlich ziehen sich all deine Muskeln zusammen – du hast ein riesiges Tier ganz in deiner Nähe entdeckt. Alles an deinem Körper ist ganz fest angespannt, du hältst die Luft an ...

Doch das Tier schwimmt weiter, ohne dich zu bemerken. Die Anspannung in deinem Körper löst sich wieder. Du atmest erleichtert aus.

Wieder atmest du ganz regelmäßig und ruhig. Du lässt dich im Wasser treiben und beobachtest die langen Wasserpflanzen, die ruhig hin und her schaukeln.

Langsam steigst du auf, der Wasseroberfläche entgegen. Langsam kommst du zurück aus der Dunkelheit der Unterwasserwelt – zurück ans helle Sonnenlicht.

Wenn du an der Wasseroberfläche angekommen bist, darfst du noch einen Moment ruhig liegenbleiben und die Augen geschlossen lassen.

Mit geschlossenen Augen darfst du dich dann strecken und recken. Öffne jetzt deine Augen!

21

Therapiebereich:
Blocklösestrategien

Sich selbst hören

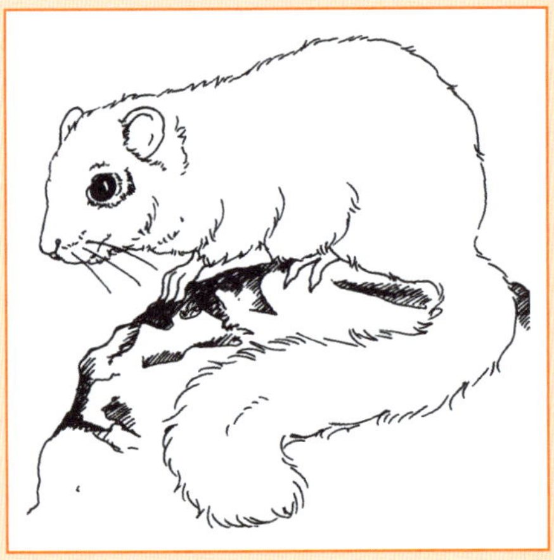

Therapieziel:
Den eigenen Atem und die eigene Stimme wahrnehmen

Idee:

Das Kind legt sich auf eine weiche Unterlage und schließt die Augen. Es atmet tief durch und achtet auf das Atemgeräusch und die Atembewegung. Wenn es ganz entspannt ist, erzeugt es verschiedene Geräusche, z.B. Zischen, Hecheln, Brummen, Summen und Lippenflattern.

Grundidee: ▶ **Entspannung**

Bewegung	**Redefluss**
Wahrnehmung von Entspannung	Aus der Entspannung heraus mit der Stimme experimentieren

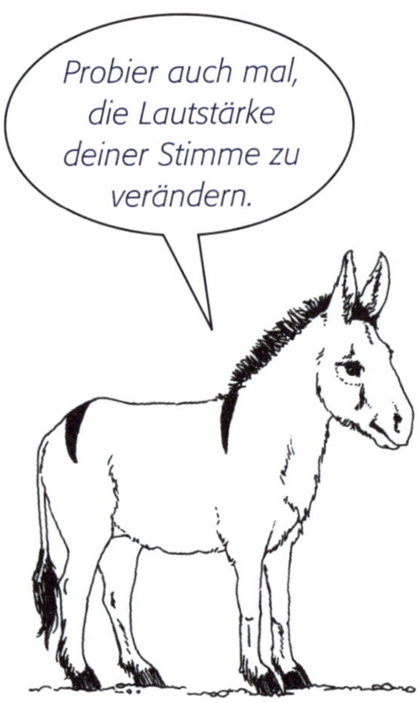

Tipps, Varianten, Anschlussübungen:

- Das Kind kann sich auch die Ohren zuhalten, damit es sich nur von innen über die Knochenleitung hört.
- Als Einstieg in diese Übung ist es hilfreich, als Logopädin gleichzeitig mit dem Kind Geräusche zu machen, so dass die Geräusche des Kindes noch nicht so stark in den Vordergrund treten und sie ihm nicht peinlich sind.
- Bei jüngeren Kindern hilft die bildhafte Beschreibung der Geräusche mit Hilfe von Tieren, z.B. Zischen wie eine Schlange, Hecheln wie ein Hund.

Material:

Weiche Unterlage

22 Therapiebereich:
Blocklösestrategien

Schal-Entspannung

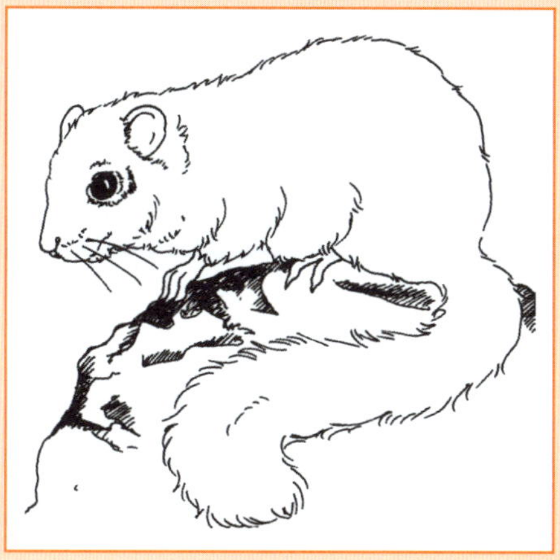

Therapieziel:
Entspannung

Idee:

Das Kind liegt bequem auf dem Rücken, als Unterlage dient eine Matte. Sein Kopf ruht auf der Mitte eines breiten Schals. Die Logopädin oder ein anderes Kind hat die Enden des Schals in der Hand und steht in sicherem Stand hinter dem Kopf des liegenden Kindes. Der Kopf des liegenden Kindes wird nun mit dem Schal behutsam und nur ein wenig angehoben. Ganz vorsichtig wird der Kopf erst zur einen, dann zur anderen Seite bewegt. Das liegende Kind ist dabei passiv und lässt gewähren.

Grundidee: ▶ **Entspannung**

↓ **Bewegung**
Lokale Entspannung

↓ **Redefluss**
Lösung von Verspannungen im Kopf-/ Nackenbereich

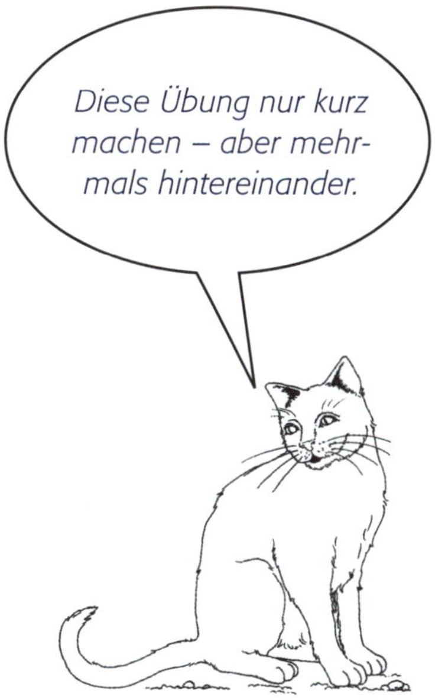

Tipps, Varianten, Anschlussübungen:

- Die Schaukelbewegung mit Lautmalereien begleiten.
- Ruhige Musik im Hintergrund unterstützt die Entspannung.
- Diese Erfahrung ohne Schal im Sitzen oder Stehen selbstinitiiert wiederholen.
- Bei Kindern mit spannungsvoller Symptomatik und Verspannungen im Nacken-/ Kopfbereich förderlich.
- Im Winter ist es sehr angenehm, wenn der Schal vor der Übung über die Heizung gelegt wurde und er so Wärme ausstrahlt.
- Als Einstieg kann auch mit einer Hand oder mit den Füßen begonnen werden.

Material:

Matte, breiter weicher Schal

23

Therapiebereich:
Blocklösestrategien

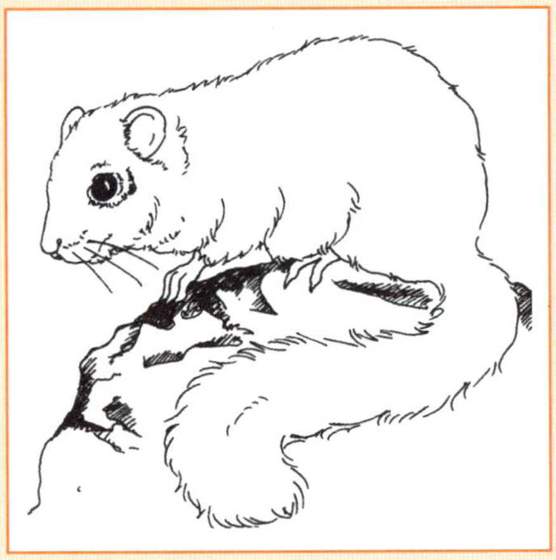

Durch Spannung entspannen

Therapieziel:
Entspannung

Idee:

Das Kind liegt bequem auf dem Rücken, als Unterlage dient eine Matte. Die Logopädin spricht mit ruhiger Stimme. Die Situation wird kommentiert („Du liegst ruhig auf dem Boden, die Beine fallen locker auseinander, die Arme…") oder ein beruhigendes Bild (Ferien, Wärme, am Sandstrand liegen o. Ä.) wird beschrieben. Dem Prinzip der progressiven Muskelrelaxation nach Jacobson entsprechend soll das Kind einzelne Körperteile anspannen und wieder lösen. Während der Anspannphase wird auch die Stimme der Logopädin fester und dynamischer, in den länger dauernden anschließenden Entspannungsphasen ist die Stimme beruhigend, weicher und leiser.

Grundidee: ▶ ■ **Koordination** ■

↓ **Bewegung**
Ganzkörperliche Entspannung

↓ **Redefluss**
Übertragen der Spannungszustände beim Sprechen

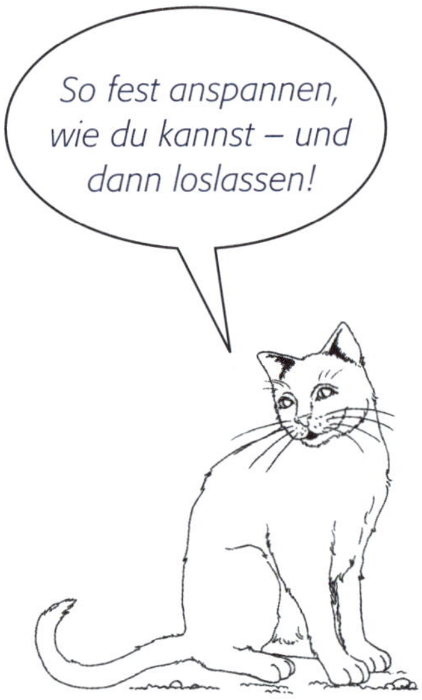

Tipps, Varianten, Anschlussübungen:

- Ein Beginn der Übung mit Händen und Füßen bietet sich an. Erst nach mehreren Wiederholungen auf den Gesichtsbereich wechseln.
- Die Spannung kann auch numerisch verdeutlicht werden: „Jetzt bis 100 (Prozent) anspannen, halten, halten, jetzt ein bisschen lösen auf 80, 60, 40, 20 und loslassen."
- Auf die Atmung in den Spannungsphasen achten, Verhältnis Anspannen – Entspannen in etwa 1:3.
- Anregen, die Augen während der Übung zu schließen. Während der Reflexion auf den Vergleich Spannung beim Stottern, Möglichkeit des Spannungslösens hinweisen.
- Bietet sich auch zur Thematisierung von Mitbewegungen an.

Material:

Matte, Kissen für Kopf, Reime für Spannungsphasen nach Booth (siehe folgende Seite)

23 Reime für Spannungsphasen

Deine Hand, die hat fünf Finger,
drück sie fest zusammen, diese Dinger.
Deine Hand, die bildet eine Faust,
damit du nichts und niemanden haust.

Du fühlst in deiner Hand eine Menge Kraft,
Halte sie noch eben, dann hast du es geschafft.

Deine Hand liegt auf dem Knie,
sie sieht die Sonne leider nie.
Die Finger sollen hoch sich strecken
(Handballen bleiben auf Knie liegen),
der Rest das Knie fortan bedecken.
Streck die Fingerspitzen hoch hinaus,
dann wird so richtig Arbeit draus.

Zur Schulter drücke deine Faust.
Dein Arm knickt ab, wenn du mal schaust.
Drück die Faust und deine Muskeln kräftig an.
Spür die Kraft und Spannung, Mann oh Mann.

Nun mache deinen Arm ganz lang.
Strecke ihn so weit weg, wie du nur kannst.

Deine Augenbrauen wandern hinauf.
Noch ganz kurz, dann höre auf.

Nun zieh die Brauen
runter zu den Augen.
Spitze den Mund,
als würdest du an einem Strohhalm saugen.
Deine Stirn liegt nun in Falten,
versuche die Grimasse kurz zu halten.

Schließe deine Augen ganz feste,
ist es ganz schwarz, bist du der Beste.
Deine Augen sind von außen nicht zu sehen.
Wird es noch eine Weile gehen?

In deinem Mund strahlen Zähne, ganz weiße,
stelle sie aufeinander und dann heißt es, beiße.
Beiße feste zu und zeig mir jeden Zahn,
knurr wie ein Tiger und nicht wie ein Hahn.

Schließe deinen Mund,
und mach ihn nicht rund.
Drücke die Lippen aufeinander, ganz fest,
und achte darauf, dass du den Mund
ganz gerade lässt.

Dein Mund ruhig geschlossen bleiben kann.
Drücke die Zunge nun gegen die Zähne feste an.
Die Zunge drückt, so fest es geht,
von außen ihr sie gar nicht seht.

Am Ende von Spannungsphasen:
Nun lass den Muskeln wieder freien Lauf,
sie sind ganz leicht und locker, achte drauf.

(Weitere Reime für Spannungsphasen nach R. Booth zu 23 „Durch Spannung entspannen“, die man während der Übung einbauen kann.)

24

Therapiebereich:
Blocklösestrategien

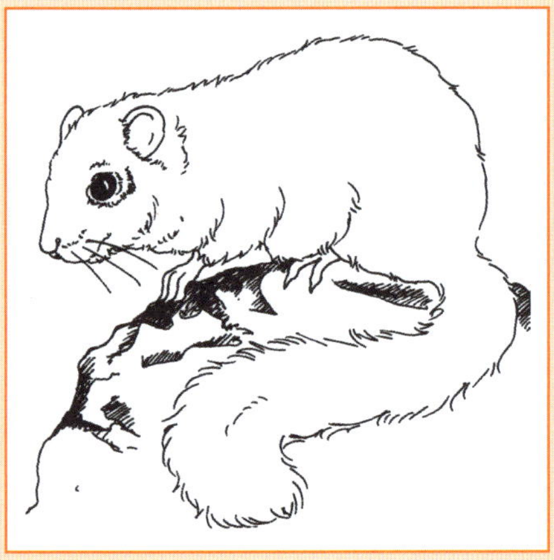

Einfrieren

Therapieziel:
Die Strategie Stoppen anwenden

Idee:

Das Kind stellt eine Sportart pantomimisch dar. Die Logopädin liest einen Text vor. Wenn sie eine Blockade zeigt, friert das Kind in der Bewegung ein, atmet entspannt aus und wieder ein und bewegt sich erst wieder, wenn die Logopädin die Blockade gelöst hat und weiterliest. Dann können die Rollen getauscht werden. Das Kind liest vor und baut Blockaden ein, die Logopädin macht eine Pantomime.

Grundidee: **Übertragung**

Bewegung	**Redefluss**
Stoppen und Wiederaufnehmen einer Bewegung	Stoppen und Wiederaufnehmen des Redeflusses

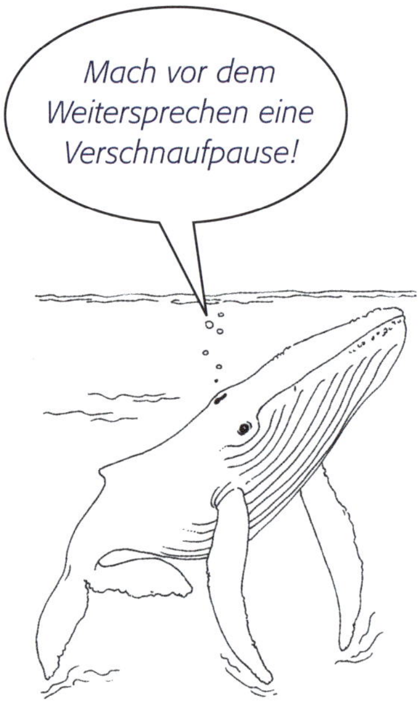

Tipps, Varianten, Anschlussübungen:

- Mehrere Bilder von Sportarten mit einem farbigen Punkt versehen. Mit dem Farbwürfel bestimmen, welche Sportart zum Beispiel für die nächste Leseseite pantomimisch dargestellt wird.
- Es kann während des Stoppens Blickkontakt aufgenommen werden. Das unterstreicht das Gemeinsame in der Situation und verhindert ein ungutes Gefühl während der Durchführung der Blocklösestrategie.
- Bei Kindern der ersten bis zweiten Klasse oder bei der Einführung des Spiels können auch einfachere Bewegungen gewählt werden, z. B. rennen, kriechen, Vierfüßlergang oder Alltagshandlungen wie abwaschen, putzen, Schnee schaufeln usw.

Material:

Evtl. Bilder von Personen in den jeweiligen Situationen beim Sport, für Varianten: Farbwürfel und farbige Klebepunkte

25

Therapiebereich:
Blocklösestrategien

Baumhüttenspiel

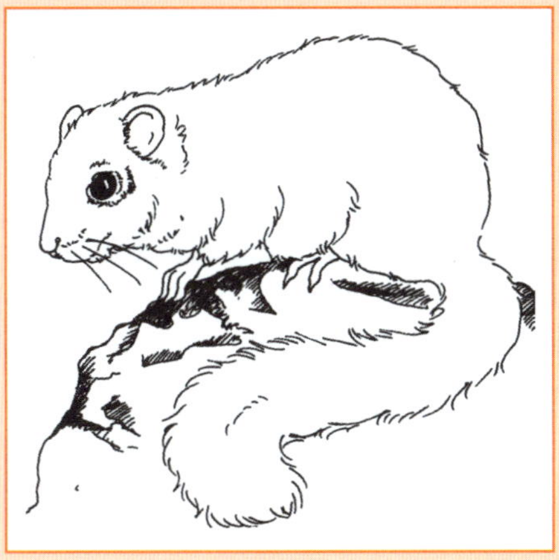

Therapieziel:
Entspannung, gelöstes Lautieren

Idee:

Genau so viele Stühle wie Spielende sind im Raum verteilt. Alle Mitspieler stellen sich vor, sie laufen gemütlich durch den Wald, die Stühle stellen Bäume mit Baumhütten dar. Auf ein akustisches Zeichen dürfen sich die Kinder „in einer Baumhütte" (auf dem Stuhl) ausruhen. „Im Baumhaus" wird hörbar ausgeatmet – die Luft zum Einatmen kommt dann wieder von selber – und dann genüsslich geseufzt. Danach geht es wieder weiter auf die Waldwanderung.

Grundidee: ▶ **Koordination**

Bewegung
Ganzkörperliche Entspannung

Redefluss
Verdeutlichen der Atemphase und spannungsarmen Phonation

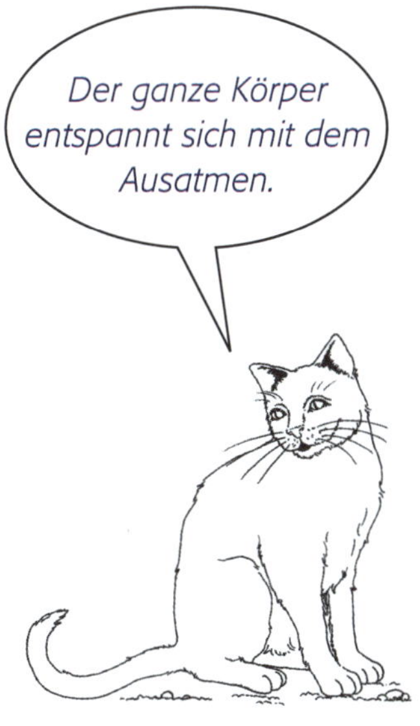

Tipps, Varianten, Anschlussübungen:

- Nach zwei bis drei Durchgängen wirkt ein Zauber, die Spieler dürfen die Baumhäuser nur noch mit einem bestimmten Körperteil berühren (Ellenbogen, Knie, Stirn, Fersen …).

Material:

Stühle

26

Therapiebereich:
Blocklösestrategien

Baum im Sturm

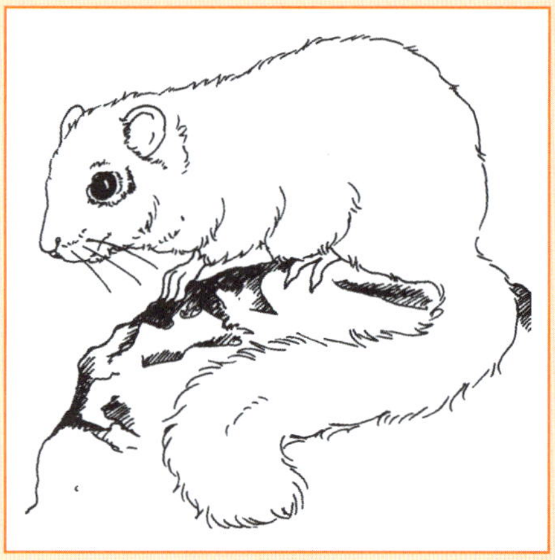

Therapieziel:
Die Auswirkung offener Stimmlippen erfahren

Idee:

Das Kind stellt sich mit leicht gegrätschten Beinen hin, schließt die Stimmlippen mit einem hörbaren „hä" und hält so den Druck. Die Logopädin drückt nun vorsichtig mit ihrer Hand gegen die Schulter des Kindes, das realisiert, wie leicht es aus dem Stand zu bringen ist. Dasselbe wird nun mit geöffneten Stimmlippen durchgeführt. Dabei soll der Atem ruhig und von selber fließen. Das Kind stellt fest, wie viel sicherer und kräftiger es standhalten kann. Nun spielen Kind und Logopädin im Wechsel „Baum im Sturm". Eine Person ist der Sturm, der den Baum umzustürzen droht.

Grundidee: **Wahrnehmung**

Bewegung
Wahrnehmung von Kraft

Redefluss
Begriffe aufgrund von Vorstellungsbildern verstehen

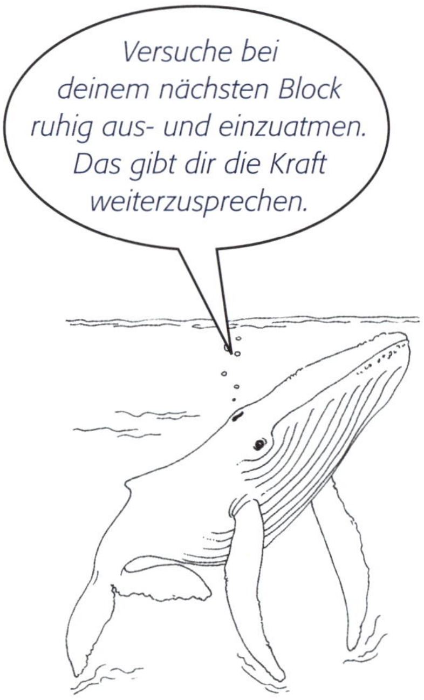
Versuche bei deinem nächsten Block ruhig aus- und einzuatmen. Das gibt dir die Kraft weiterzusprechen.

Tipps, Varianten, Anschlussübungen:

- Diese Übung kann helfen, das Gefühl des Verschlusses und des Offenseins wahrzunehmen. Positiv verstärkend dürfte die Erfahrung sein, dass man mit offenen Stimmlippen und somit fließendem Atem auch über mehr Kraft verfügt.
- Im Sturm darf der Baum auch die Arme (= Äste) im Wind bewegen.
- Diese Übung verlangt ein relativ hohes Maß an Selbstwahrnehmung, was älteren Kindern wahrscheinlich besser gelingt.

Material:

keines

27

Therapiebereich:
Blocklösestrategien

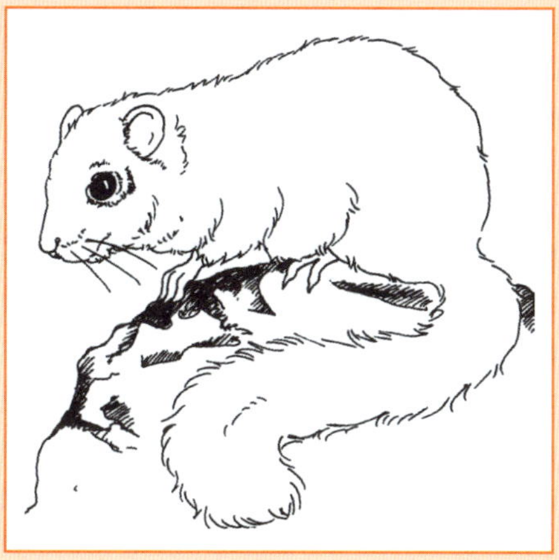

1, 2, 3 und … Stopp

Therapieziel:
Vor dem Sprechen bewusst aus- und einatmen und die Blocklösestrategie Stoppen bewusst umsetzen

Idee:

Das Kind und die Logopädin stehen an der untersten Stufe einer Treppe. Die Treppenstufen werden beim Laufen laut gezählt, wobei bei jeder Zahl, die eine Vier enthält (4, 14, 24 …) oder die durch 4 teilbar ist (4, 8, 12, 16 ...) vor der Stufe gestoppt und ausgeatmet wird. Die Luft lässt man dann wieder kommen, bevor man behutsam mit dem nächsten Treppenschritt die entsprechende Zahl nennt.

Grundidee: **Atmung, Dynamik**

Bewegung	Redefluss
Atemübungen, Aus- und Einatmung durch Bewegung unterstützen	Das Einsetzen der Stimmgebung mit behutsamer Gehbewegung koppeln

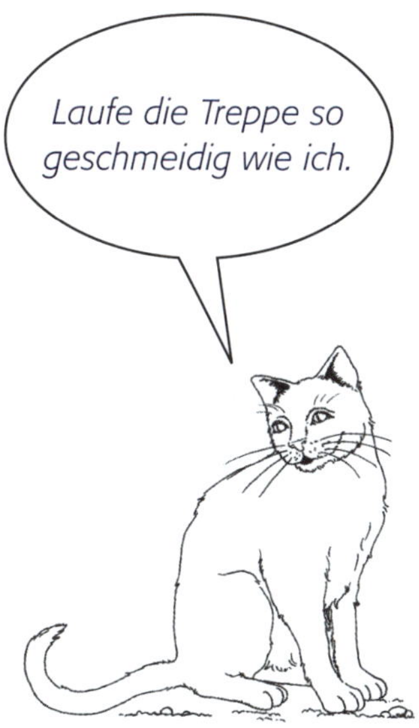

Tipps, Varianten, Anschlussübungen:

- Das Spiel lässt sich durch einen anderen Teiler (3, 5 etc.) oder durch Rückwärtszählen (ab 100) variieren. Auch kann das Tempo im Laufe der Übung gesteigert werden – dies erschwert die Übung immens. Bei jüngeren Schülern empfiehlt es sich, die „Stopp-Zahlen" vorab zu ermitteln und in einem kleineren Zahlenraum zu üben.

Material:

Es muss eine Treppe vorhanden sein, ansonsten ist kein Material nötig.

28

Therapiebereich:
Blocklösestrategien

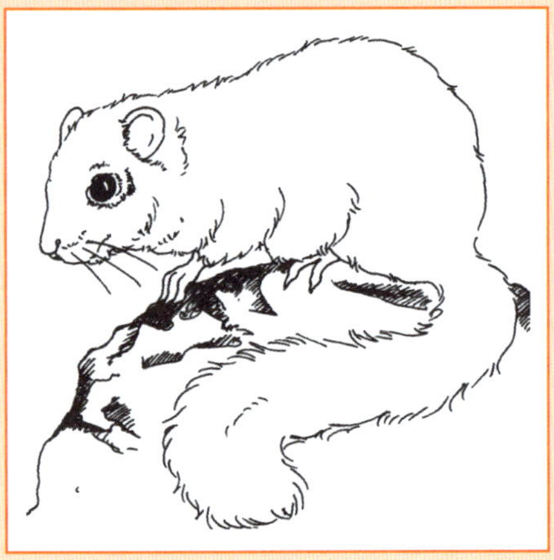

Bierdeckelentspannung

Therapieziel:
Entspannung, Atemwahrnehmung

Idee:

Das Kind liegt auf dem Rücken auf einer Matte und hat die Augen geschlossen. Es läuft ruhige Musik und ein anderes Kind/ die Logopädin sitzt seitlich neben dem Kind. Über den Körper des Kindes werden Bierdeckel verteilt – beginnend bei den Extremitäten und endend auf dem Bauch. Der Fokus wird durch Kommentierungen der Logopädin im weiteren Verlauf auf die Bauchatmung und die unwillkürlichen Bauchbewegungen gelegt (z.B. „Der Bauch hebt und senkt sich wie von selber.") Am Ende der Übung werden die Bierdeckel wieder einzeln gemütlich entfernt, und das Kind versucht den Bierdeckeln nachzuspüren.

Grundidee: ▶ **Koordination**

Bewegung	**Redefluss**
Ganzkörperliche Wahrnehmung und Entspannung	Verdeutlichen der Atemphase

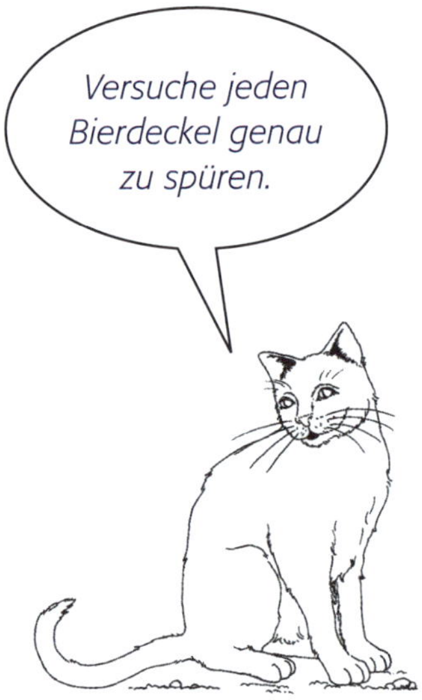

Tipps, Varianten, Anschlussübungen:

- Eine aufwändigere Version mit Sandsäckchen oder mit im Ofen vorgewärmten kleinen Kirschkernkissen ist eine Wohltat.
- Die Bauchatmung kann mit beschwerten Bierdeckeln (Stein daraufkleben) oder mehreren Bierdeckeln verstärkend bewusst gemacht werden.
- Vor der Entspannungsübung dem Kind den Ablauf und den zeitlichen Rahmen genau erklären und demonstrieren – dies vermittelt Sicherheit, und das Kind kann sich mehr der Entspannung öffnen.

Material:

Matte, sehr viele Bierdeckel, CD-Player und Entspannungsmusik, für die Varianten: Steine, Sandsäckchen oder kleine Kirschkernkissen

29 Therapiebereich:
Blocklösestrategien

Elfmeter-Schießen

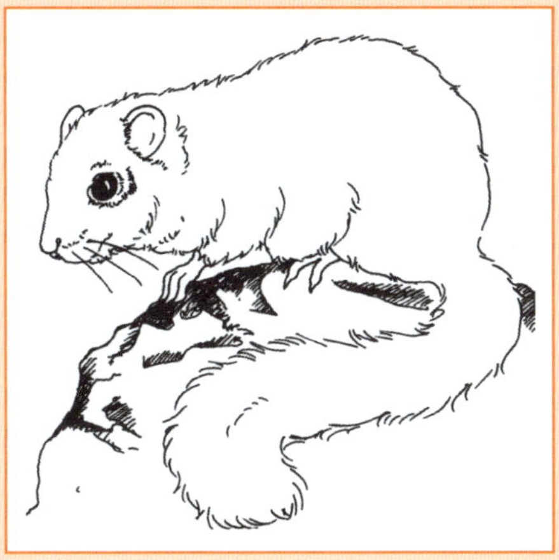

Therapieziel:
Pause mit Aus- und Einatmung bewusst anwenden

Idee:

Aus einer Schachtel, Kiste o. Ä. wird ein kleines Fußballtor in etwa einem Meter Entfernung aufgestellt. Das Kind und die Therapeutin sollen nun bei zehn Schüssen möglichst viele Tore schießen. Aber das „Elfmeterschießen“ geschieht auf sonderbare Art und Weise: Anlauf und vor dem Schuss stoppen, ausatmen, Luft kommen lassen und erst dann mit der darauffolgenden Ausatmung schießen.

Grundidee: ▶ **Koordination**

Bewegung
Koordinierte Steuerung einer Bewegung

Redefluss
Bewusste Atemsteuerung

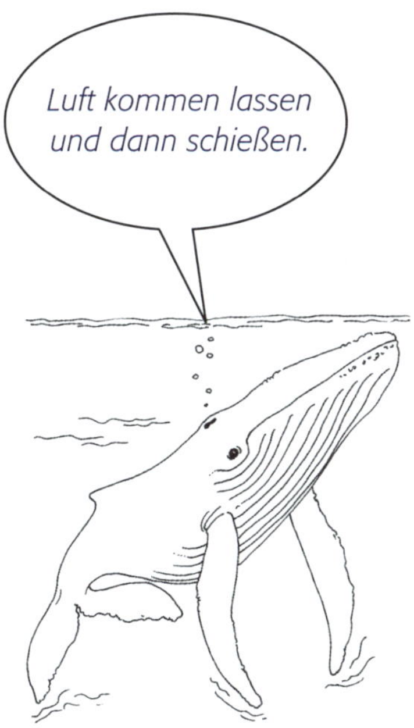

Tipps, Varianten, Anschlussübungen:

- Die Übung und den Ablauf der Atmung auch durch Therapeutinnenmodell verdeutlichen (hörbare In- und Exspiration).
- Das Schießen aufs Tor kann auch lautmalerisch begleitet werden („Tschaka“, „Bumm“, „Ab ins Tor“).

Material:

Schachtel oder Kiste als Tor aufstellen, (Soft-)Ball

30 Therapiebereich:
Blocklösestrategien

Stoppball

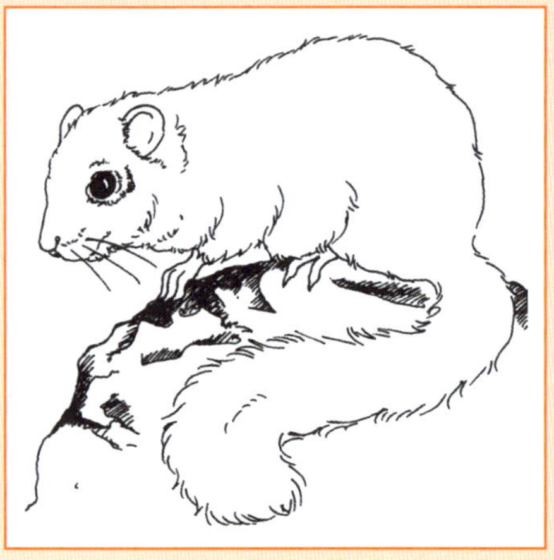

Therapieziel:
Vor dem Sprechen bewusst aus- und einatmen

Idee:

Das Kind und die Logopädin rollen einen Ball hin und her und stellen sich offene Fragen. Wenn der Ball bei einer der beiden Personen ankommt, hält diese den Ball fest. Sie atmet aus und ein, gibt eine Antwort und rollt zeitgleich mit dem Beginn der Antwort den Ball zurück. Wechsel der Rollen Fragerin und Antwortender ...

Grundidee: **Atmung**

Bewegung
Atemübungen, Aus- und Einatmung durch Bewegung unterstützen

Redefluss
Das Atmen bewusst wahrnehmen

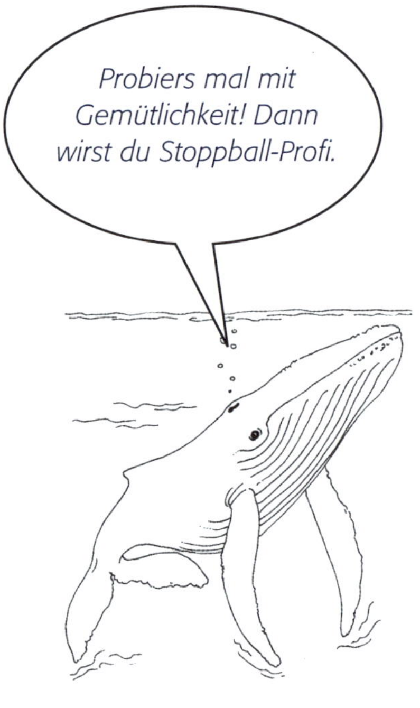

Tipps, Varianten, Anschlussübungen:

- Das Spiel lässt sich zu dritt noch um die Strategie „Stoppen" erweitern: Kind A steht in der Mitte, die Logopädin und Kind B rollen den Ball hin und her. Kind B, das den Ball der Logopädin zurollt, spricht einen Satz. Kind A in der Mitte stoppt den Ball. Kind B stoppt im Satz, führt die Strategie „Stoppen" durch und spricht weiter, sobald Kind A den Ball zur Logopädin weiterrollt.
- Mit diesem Spiel kann die Strategie „Stoppen" vorbereitet bzw. eingeführt werden.
- Die Konzentration während des Blocklösens liegt auf der Ausatmung bzw. Entspannung. Damit das Kind mit der Luft ökonomisch umgeht, kann die Therapeutin sagen, die Luft müsse von selber einströmen, sie wolle kein Atemgeräusch hören.
- Auch beim Fragenstellen darauf achten, dass ein zeitgleicher Beginn von Sprechen und Ballrollen umgesetzt wird.

Material:

Bälle in verschiedenen Größen, z.B. Gymnastikball, Wasserball, Tennisball

31

Therapiebereich:
Blocklösestrategien

Kästchen-Spiel

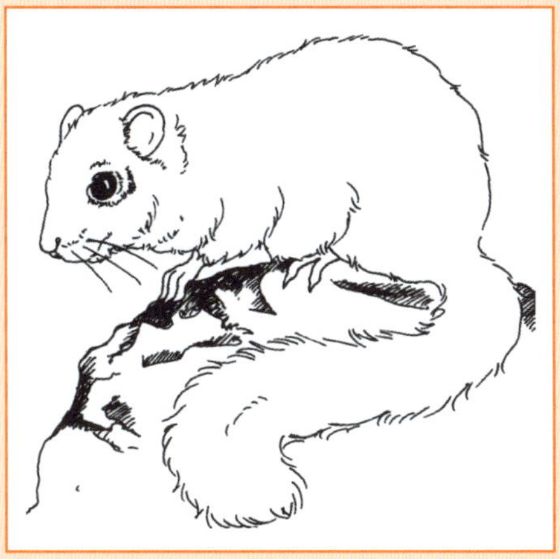

Therapieziel:
Gedehntes Sprechen

Idee:

Auf einem großen karierten Blatt Papier mit großen Karos wird ein rechteckiges Feld abgegrenzt. Jeder der Spieler zieht abwechselnd einen Strich (Linie eines Karos nachziehen). Sobald ein Spieler ein Karo mit seinem Strich schließt, markiert er es mit einem Kreuz oder einem Kreis und darf noch einen Strich ziehen. Es herrscht Zugzwang. Jeder Strich wird lautmalerisch (Vokale oder Konsonanten) mit weichem Stimmeinsatz begleitet. Wer die meisten Kästchen markiert hat, gewinnt.

Grundidee: ▶ **Koordination**

Bewegung	**Redefluss**
Grafomotorische Umsetzung einer gedehnten Bewegung	Prolongation durch Strichbewegung verdeutlichen

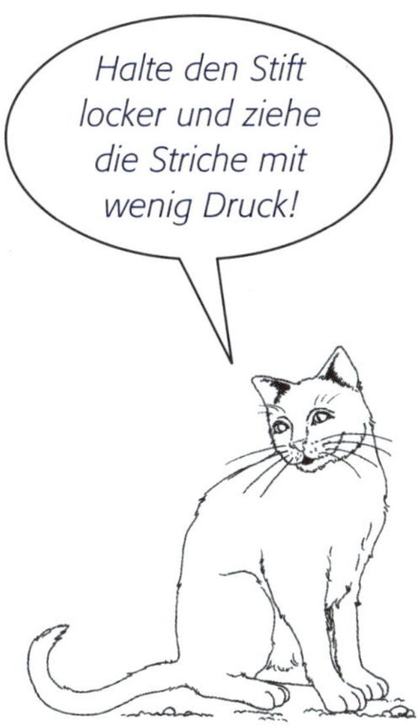
Halte den Stift locker und ziehe die Striche mit wenig Druck!

Tipps, Varianten, Anschlussübungen:

- Dieses Spiel soll den weichen Stimmeinsatz nach der Aus- und Einatmung beim Stoppen (Blocklösestrategie) unterstützen.
- Möglichst große Karos verwenden, um die Dehnung gut zu verdeutlichen.
- Erfahrungsgemäß gelingt den Kindern mit stimmhaften Frikativen diese Übung zu Beginn am Einfachsten.
- Steigerungsmöglichkeit besteht in der Ausweitung der linguistischen Komplexität (Silben- und Wortebene).

Material:

Kopiervorlage (folgende Seite), weiche Bleistifte

31 Kopiervorlage zum „Kästchen-Spiel"

32

Therapiebereich:
Blocklösestrategien

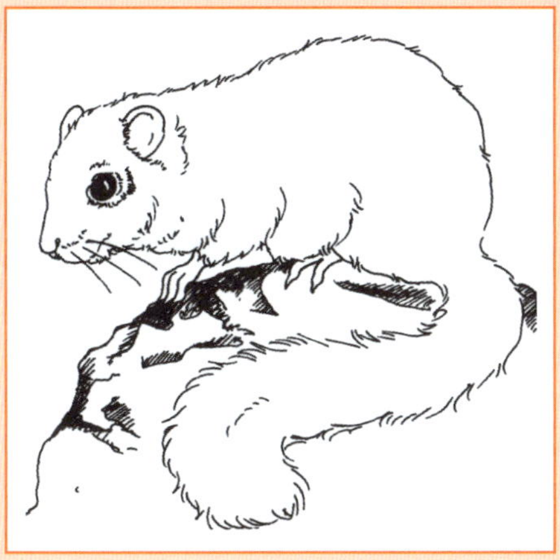

Knoten

Therapieziel:
Die Stimmgebung kontrolliert unterbrechen

Idee:

Die Logopädin befestigt an der Türklinke ein Seil, das an unterschiedlichen Stellen mit Knoten versehen ist, und hält das andere Ende des Seils fest. Das Kind schließt die Augen und folgt dem Seil mit einer Hand von der Türklinke zur Logopädin. Es zählt dabei die Knoten im Seil. Beim zweiten Durchgang summt das Kind, z.B. leise auf „mm". Wenn seine Hand auf einen Knoten trifft, stoppt es das Summen, bis es den Knoten überwunden hat und setzt dann weich wieder ein.

Grundidee: ▶ **Wahrnehmung**

Bewegung	**Redefluss**
Taktile Wahrnehmung einer Veränderung	Auf taktile Impulse mit der Stimmgebung reagieren

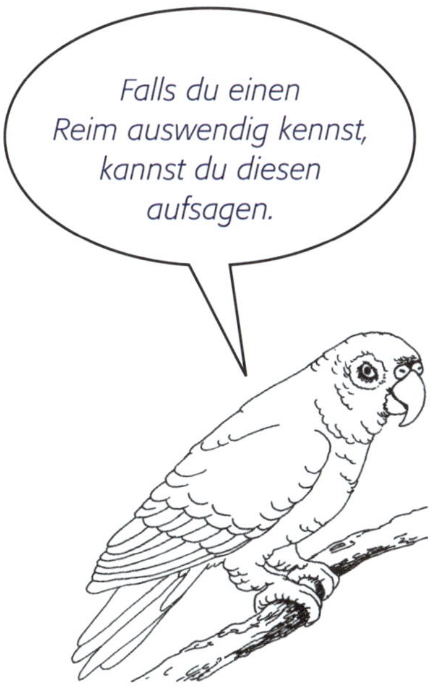
Falls du einen Reim auswendig kennst, kannst du diesen aufsagen.

Tipps, Varianten, Anschlussübungen:

- Die Phonation des zweiten Durchgangs kann durch verschiedene, individuell dem Kind angepasste Laute variieren.
- Für Kinder der 4.-6. Klasse kann anstelle eines Seils ein Wollfaden oder eine Schnur verwendet werden. Das macht das Erkennen des Knotens etwas schwieriger und setzt somit eine differenziertere taktile Wahrnehmung voraus.

Material:

Seil mit mehreren Knoten in unregelmäßigen Abständen, evtl. Augenbinde

33

Therapiebereich:
Blocklösestrategien

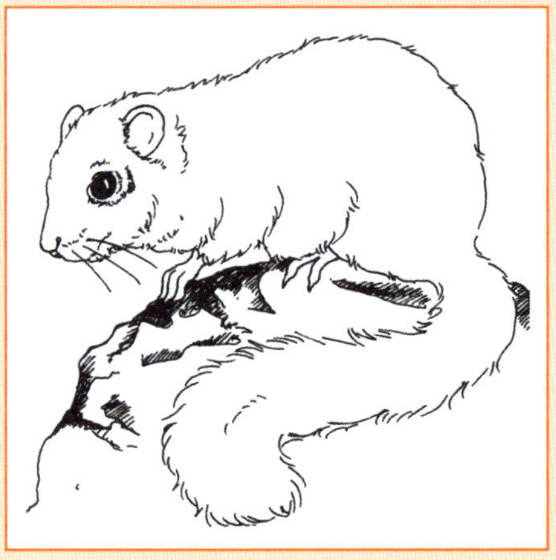

Kreuzen verboten

Therapieziel:
Gedehntes Sprechen mit unterschiedlicher Dauer

Idee:

Auf einem großen karierten Blatt Papier mit großen Karos werden z.B. 6 x 6 Punkte fixiert (siehe Kopiervorlage). Jeder der beiden Spieler zieht abwechselnd einen Strich und kann damit zwei, drei oder vier Punkte waagrecht, senkrecht oder diagonal verbinden. Die Linie muss dabei immer vom Endpunkt der zuvor gezogenen Linie fortgeführt werden. Die Linien dürfen sich nicht kreuzen. Jeder Strich wird lautmalerisch (Vokale oder Konsonanten) mit weichem Stimmeinsatz begleitet.

Grundidee: **Koordination**

Bewegung
Grafomotorische Umsetzung einer gedehnten Bewegung

Redefluss
Prolongation in unterschiedlicher Länge durch Strichbewegung verdeutlichen

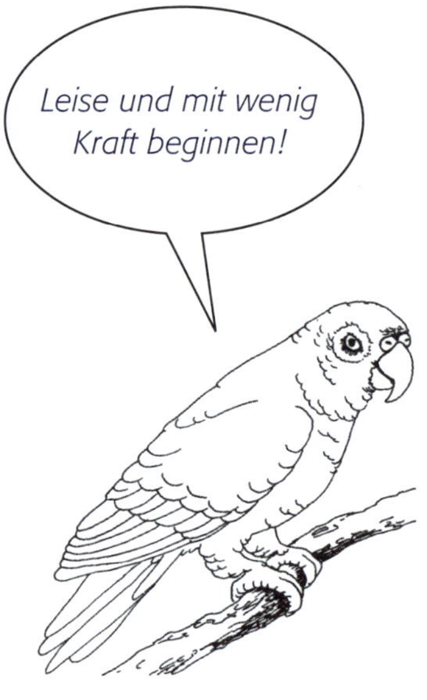

Tipps, Varianten, Anschlussübungen:

- Dieses Spiel soll den weichen Stimmeinsatz nach der Aus- und Einatmung beim Stoppen (Blocklösestrategie) unterstützen.
- Möglichst große Karos verwenden, um die Dehnung gut zu verdeutlichen.
- Auf Silben- und Wortebene üben.
- Auf Zeitgleichheit von Sprechbeginn und Strichbeginn achten.

Material:

Kopiervorlage (folgende Seite), weiche Bleistifte

33 Kopiervorlage zu „Kreuzen verboten“

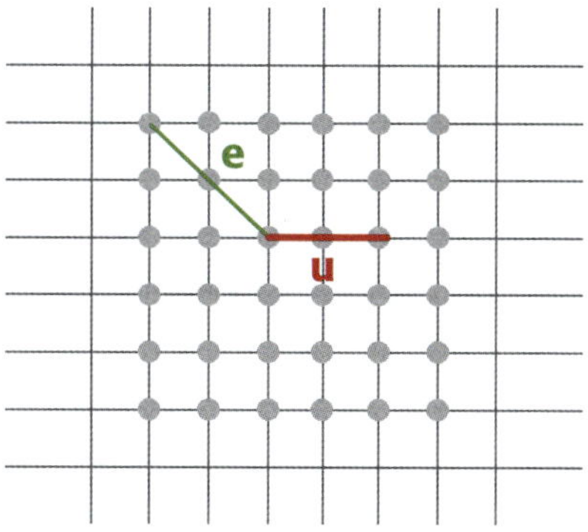

Beispiel

- Spieler 1
- Spieler 2

34 Therapiebereich:
Blocklösestrategien

Muschelsuche

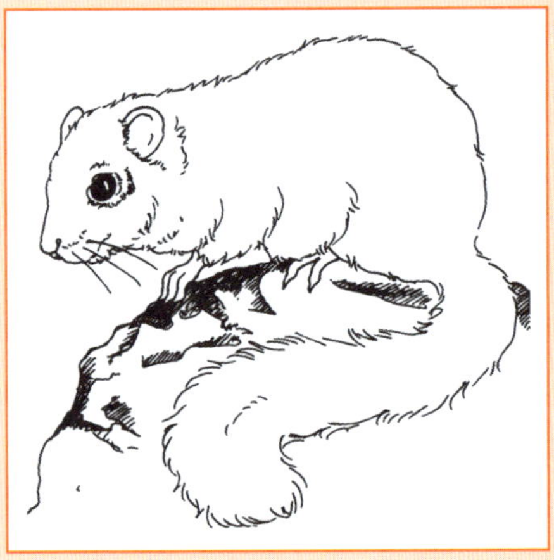

Therapieziel:
Die Atmung in einer Blockierung verändern

Idee:

Im Sandkasten sind einige Muscheln oder Muggelsteine versteckt. Das Kind geht barfuß im Sandkasten herum. Wenn es auf eine Muschel tritt, realisiert es einen Pseudoblock und stoppt in seiner Bewegung. Es bückt sich, um die Muschel aufzuheben und atmet gleichzeitig aus. Es steht wieder auf; die Luft strömt ein. Das Kind geht weiter.

Grundidee: ▶ **Atmung**

Bewegung
Atemübungen,
Aus- und Einatmung durch Bewegung unterstützen

Redefluss
Das Atmen bewusst wahrnehmen

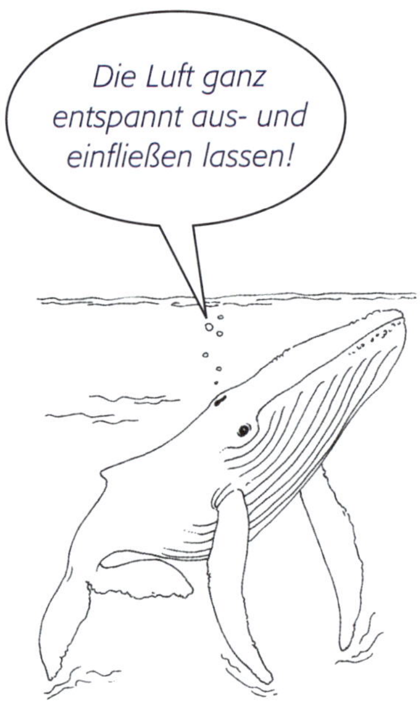

Tipps, Varianten, Anschlussübungen:

- In kälteren Jahreszeiten kann das Spiel im Logopädiezimmer z. B. auf einem Teppich gemacht werden. Das Kind trägt dann eine Augenbinde und ertastet die Muscheln durch die Socken. Als Variante können auch Bierdeckel (goldig bemalt sind es Goldtaler) auf dem Boden verteilt werden.
- Sobald das Kind die Strategie „Stoppen" rein von der Atmung her beherrscht, kann das Spiel sprachlich begleitet werden, z. B. kann das Kind erzählen, was es gerade macht, was es am Strand alles zu sehen gibt, was es im Sand noch finden möchte usw.
- Zur Weiterführung eignen sich einige Übungen aus dem Ideenpool (Einfrieren 24, Stoppball 30, Radar 35).

Material:

Sandkasten oder Teppichboden, Muscheln oder Muggelsteine oder Bierdeckel (goldig bemalt), für die Varianten drinnen: eine Augenbinde

35 Therapiebereich:
Blocklösestrategien

Radar

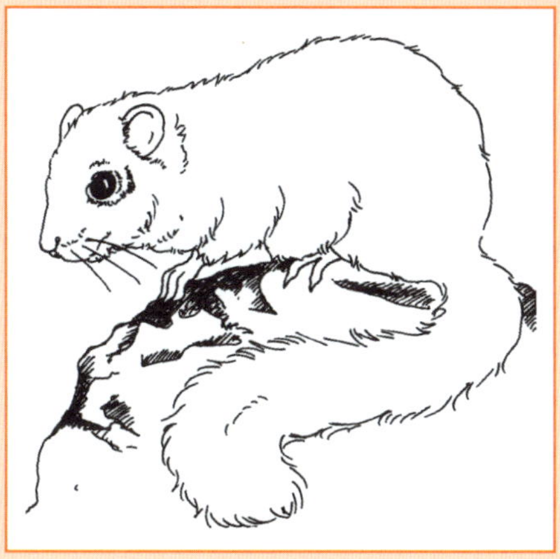

Therapieziel:
Die Strategie Stoppen anwenden

Idee:

Das Kind geht mit einem offenen Schirm im Raum umher und spricht dabei einzelne Wörter, Sätze oder einen Vers. Auf ein Zeichen der Logopädin (z.B. Klatschen) hält es in der Bewegung und im Sprechen inne, atmet aber weiter. Während des Ausatmens schließt es den Schirm und öffnet ihn wieder, während es den Atem kommen lässt. Dann stottert es das Wort, bei dem es innegehalten hat, locker weiter oder spricht es mit weichem Stimmeinsatz zu Ende.

Grundidee: ▶ **Koordination**

Bewegung – Bewegungskoordination

Redefluss – Sprechkoordination

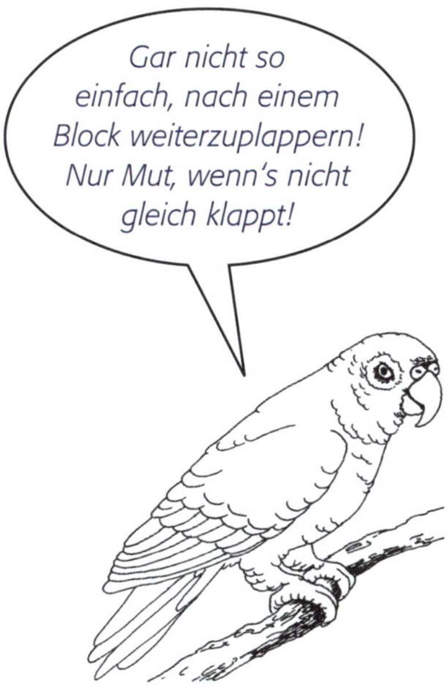
Gar nicht so einfach, nach einem Block weiterzuplappern! Nur Mut, wenn's nicht gleich klappt!

Tipps, Varianten, Anschlussübungen:

- Man kann den Schirm als Radar in eine Geschichte (Rollenspiel) einbauen. Eine Blockierung könnte dann ein gestörter Empfang, das Radar der Sender einer verbalen Äußerung sein.
- Unterstufenkinder sprechen je nach Interesse nicht so auf den Radar an. Es könnten auch Zwerge mit einem Sonnen- oder Regenschirm umhergehen. Während eines Gewitters ist dann der Donner der Blockauslöser.
- Evtl. auch nur Wörter verwenden.

Material:

2 Schirme, Vers oder Geschichte

36

Therapiebereich:
Blocklösestrategien

Zielscheibe

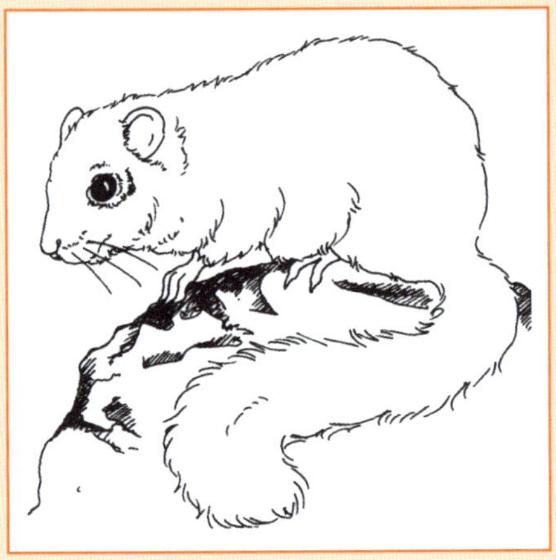

Therapieziel:
Die Strategie Stoppen bei Stolperwörtern anwenden

Idee:

Das Kind sucht zusammen mit der Logopädin nach Wörtern, bei denen es oft stottert. Dann schreibt es einige davon an die Wandtafel oder auf eine große Packpapierbahn. Die Logopädin bildet nun Sätze, in denen eines dieser Wörter vorkommt. Das Kind spricht den Satz nach und stoppt jeweils bei schwierigen Wörtern. Wenn es das Wort mit Hilfe der Blocklösestrategie weich gesprochen oder locker gestottert hat, darf es mit dem Ball das Wort treffen.

Grundidee: ▶ **Koordination**

Bewegung
Gezielte Bewegungsausführung

Redefluss
Gezielte Anwendung einer Blocklösestrategie

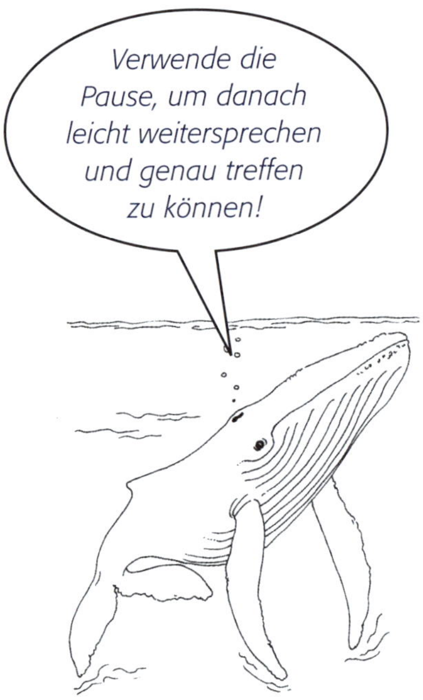
Verwende die Pause, um danach leicht weitersprechen und genau treffen zu können!

Tipps, Varianten, Anschlussübungen:

- Falls dem Kind keine Blockwörter einfallen, könnte vor dem Spiel eine Aufnahme eines Lesetextes gemacht werden. Beim Abspielen des Textes notiert sich das Kind die Wörter, die es an die Wandtafel schreiben will. Die Blockwörter können auch als Hausaufgabe gesammelt werden.
- Für jedes getroffene Wort können Punkte vergeben werden.
- Für Kinder der 1. Klasse sollte die Logopädin das Wort aufschreiben oder vom Kind ein Bild des Wortes zeichnen lassen.

Material:

Wandtafel und Kreide oder Packpapier und Stift, faustgroße Bälle

37

Therapiebereich:
Sprechweise

Kennenlern-Bingo

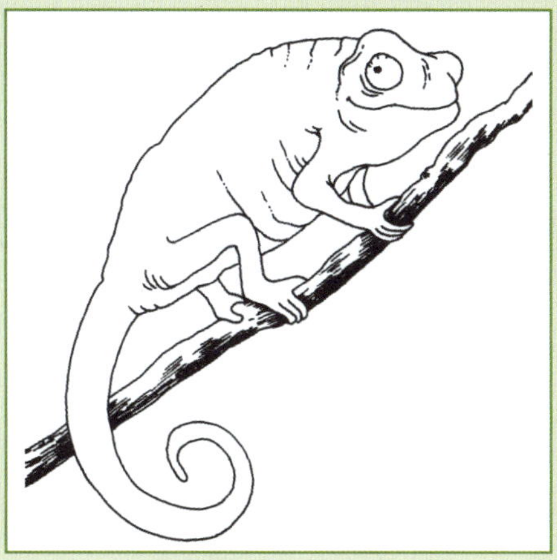

Therapieziel:
Kopplung der Bewegung und des Sprechens hin zu einer chilligen Sprechweise

Idee:

Jedes Kind erhält ein Bingoblatt. Ziel ist es, fünf Felder (quer oder längs) mit Namen der Gruppenmitglieder zu füllen. Die Kinder laufen in einer bewusst gemütlichen, „chilligen" Art und Weise durch den Raum und befragen sich zu den Themen in den Bingofeldern. Finden sie z.B. ein Kind, welches früher gerne Lego gespielt hat, schreiben sie den Namen in das entsprechende Feld. Hat ein Kind fünf Felder quer oder längs mit Namen gefüllt, ruft es „Bingo". Wer hat nach ca. zehn Minuten die meisten Bingos?

Grundidee: ▶ **Koordination**

Bewegung	**Redefluss**
Gemütliche Gehweise	Veränderung der Sprechweise

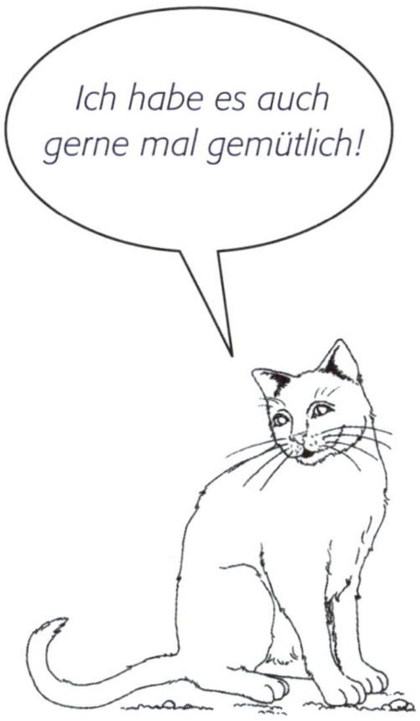

Tipps, Varianten, Anschlussübungen:

- Diese Spielform eignet sich besonders in den ersten Stunden einer Gruppentherapie.
- Der Hinweis „Langsames Sprechen" wird von den Kindern und Jugendlichen oft negativ assoziiert. Die Benennung der Sprechweise als gemütlich oder „chillig" wird positiver aufgenommen.

Material:

Bingoblatt, Stift

Kopiervorlage zu Kennenlern-Bingo

37

Hat das Buch „Tintenherz" gelesen	Ist gut in Mathematik	Das Stottern hat im Kindergarten begonnen	Ist Linkshänder	Hat früher sehr gerne Lego gespielt
Fährt morgens mit dem Fahrrad in die Schule	Stottert in der Schule auch in einer Fremdsprache (Bsp. Englisch)	Ist schon einmal umgezogen	Hat noch einen Bruder oder eine Schwester	War an Fasnacht schon einmal Hexe oder Pirat
Ein anderes Familienmitglied stottert auch	Ist ein „Sonntagskind"	Liest gerne Comics	Seine Klassen-kameraden stört das Stottern nicht	Hat schon mal eine schlechte Erfahrung wegen des Stotterns gemacht
Hat eine Spielkon-sole zu Hause	Mindestens ein Opa und eine Oma leben noch	Stottert beim Lesen weniger	War schon früher wegen des Stotterns in Therapie	Findet Barbies blöd
Meldet sich trotz des Stotterns in der Schule	Hat Pommes frites nicht gerne	Spielt in einer Fußballmannschaft	Findet Telefonieren nicht so schlimm	War schon mal im Ausland

38 Therapiebereich:
Sprechweise

Sprechzeichnen

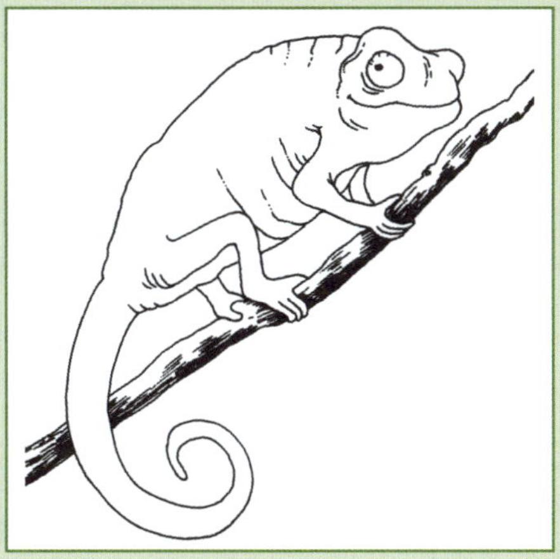

Therapieziel:
Sprechflüssigkeit durch Kopplung mit Zeichnen

Idee:

Auf einem großen Blatt Papier (A3) ist ein einfaches Symbol (Bsp. Kreis) leicht vorgezeichnet. Das Symbol ist mit einem Startpunkt gekennzeichnet. Zuerst übt das Kind die Bewegung ein und fährt das Symbol mit einem Farbstift ein paar Mal nach. Erst dann verbindet es die Zeichenbewegung mit einem einfachen Spruch (zu Beginn spricht die Logopädin noch mit). Atemrhythmus und Betonung orientieren sich am Symbol und an der Textaufteilung.

Grundidee: ▶ ■ **Rhythmus, Koordination** ■

↓ **Bewegung**
Bewegung einem vorgegebenen Symbol anpassen

↓ **Redefluss**
Sprech- und Bewegungsmodus aufeinander abstimmen

Tipps, Varianten, Anschlussübungen:

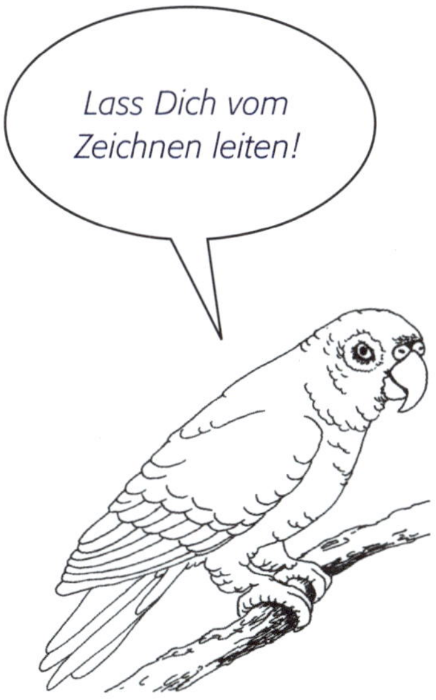

- Das Papier mit Klebeband auf dem Tisch fixieren. Logopädin und Kind sitzen über Eck und haben je ein eigenes Papier (nicht gegenüber, da dann spiegelverkehrt). Wachsmalstifte stimulieren langsamere Bewegungen und damit auch eine gemütlichere, „chilligere" Sprechweise.
- Die Sprüche nach Interessen der Kinder aussuchen oder erfinden (bei Fußballfans z. B. einen Spruch über diesen Sport oder den Lieblingsverein).
- Auch im Stehen ausprobieren (Papier an Wand kleben) oder Bewegung im Sand machen; Sprechzeichnen im Schnee (kleine Gießkanne mit gefärbtem Wasser).
- Immer mit einfachen Symbolen und kurzen Sprüchen üben.
- Runde Formen provozieren betontes, weiches Sprechen, eckige Formen eher rhythmisches Sprechen.

Material:

Großes Papier, Symbol und Spruch (Anregungen siehe folgende Seite), Farb- oder Wachsmalstifte

38 Symbol- und Spruchvorschläge zu „Sprechzeichnen"

Symbolvorschläge

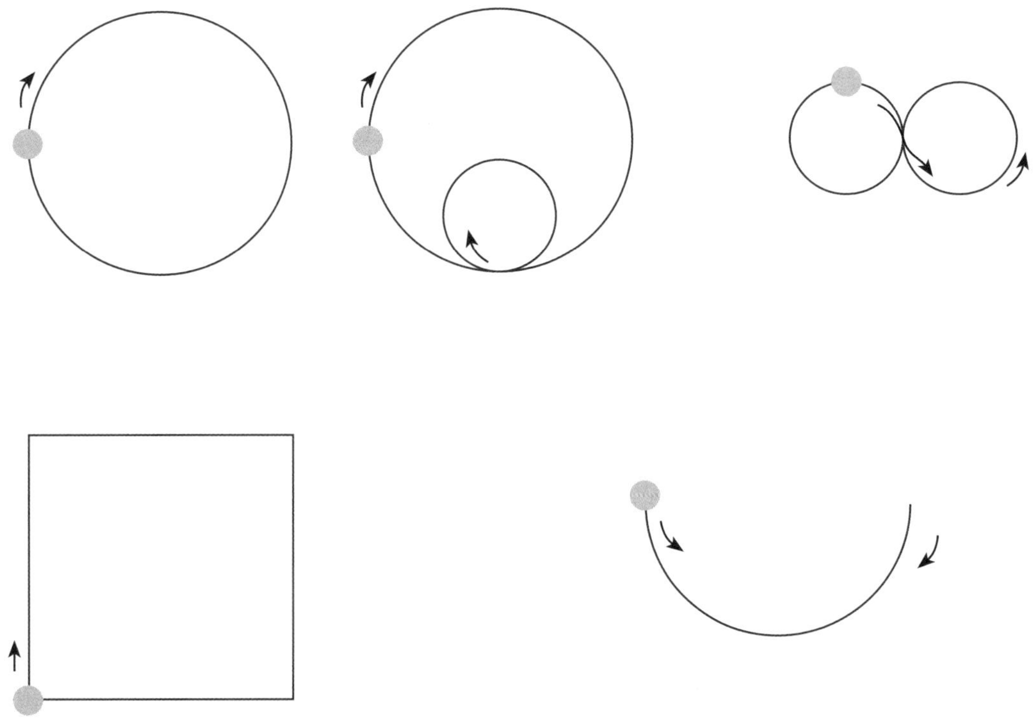

Dicker Schneemann
dick und fett,
kommt die Sonne,
ist er weg.

Sommer, Sonne, Sand und Meer,
Ferien müssen ganz schnell her.

Der Fuchs, der hat die Gans gestohlen,
nun will er sich noch Pommes holen.

Bist du mal vom Hunger platt,
macht dich eine Pizza satt.
War die Pizza all zu heiß,
iss danach ein Himbeereis.

Das Krokodil
frisst meistens viel,
doch unterwegs
frissts lieber einen Keks.

38 Symbol- und Spruchvorschläge zu „Sprechzeichnen"

Pommes, Burger, meine Güte,
finde ich in der Junior-Tüte.

Pizza, Pommes, Pasta,
ich mag alles – Basta!

Ein braver Mann ist Nikolaus.
Er bringt den kleinen Kindern was.
Die Großen lässt er laufen,
die können sich was kaufen.

Draußen ist es kalt,
Weihnachten kommt bald.
Ich hab einen Wunsch:
einen heißen Punsch.

Weihnachtsmann, oh Weihnachtsmann,
zieh dir schnell den Mantel an.
Hol den Porsche aus dem Keller,
denn damit bist du viel schneller.

Fliegt dem Kahn der Ball ins Tor,
schreien alle volles Rohr.
Triffst du mit dem Stollenschuh,
hast du vor dem Gegner Ruh.

Jogi wird's schon richten,
wenn wir für ihn dichten.
Treffen deine Stürmer nicht,
nimm doch einfach mich dann mit.

Wenn Zebras übers Pflaster gehen,
bleiben alle Laster stehen.

Wird's im Sommer warm und schön,
kann man wieder baden gehen.
Wird's im Sommer kalt und nass,
macht das Baden keinen Spaß.

Alle Vögel kommen heim,
das kann nur der Frühling sein.

Der kleine Igel
frisst einen Schokoriegel.

Geschenke her Geschenke her,
ich wart schon lang, ich kann nicht mehr.

Mein Geburtstag ist schon bald,
dann bin ich ... Jahre alt.

Im Sommer scheint die Sonne,
und mein Herz ist voller Wonne,
und der Himmel furchtbar blau,
und das freut mich wie die Sau.

Die Schule ist aus,
wir gehen nach Haus,
hurra, hurra,
die Ferien sind da.

Ständig sind wir in der Schule,
schöner wärs am Swimmingpoole.

Sonne, Sonne,
geh nicht unter,
denn ich bin
so gerne munter.

Lieber guter Nikolaus,
rück doch die Geschenke raus.

In ... lebt ein dicker Bär,
der mag Fritz und Eis gar sehr.
Hand in Hand gehn Fritz und Bär,
ein Schokoladeneis muss her.
Sie schlecken es mit großer Wonne,
und gehen spazieren in der Sonne.

38 Symbol- und Spruchvorschläge zu „Sprechzeichnen"

Schwimmen, Baden, Sonnenschein,
lass es immer Sommer sein.

Es ist nicht mehr weit,
bald beginnt die Ferienzeit.
Drum wird jetzt beschlossen,
die Bücher werden weggeschlossen.

Schule macht mir Spaß,
da geb ich riesig Gas.
Einmaleins und mehr,
das ist gar nicht schwer.

Snoopy ist ein cooler Hund,
hat 'nen Bauch kugelrund,
schläft auf seinem Hüttchen ein,
schnarcht dabei tagaus tagein.

Linus sucht die Schlummerdecke,
Snoopy schnarcht laut um die Wette.
Dabei döst er auf dem Dach,
und der Charly quatscht ihn wach.

Barbie ist blond und groß,
ihr Aussehen ist einfach famos.
Barbie ist allen bekannt,
man liebt sie im ganzen Land.

Vor dem Essen Gummibären,
ärgert meine Mama sehr.

Hokus Pokus, Krötenfuß,
der wird jetzt zu Apfelmus.
Hokus Pokus, Spinnenbein,
dieses Essen, das wird fein.

Wenn der Frühling bringt die Sonne,
ist das eine große Wonne.
Geht der Frühling wieder weg,
kriegen wir 'nen großen Schreck.

Der Tiger ist gefährlich
und meint dies auch ganz ehrlich.
Der Elefant hat einen Rüssel
und spritzt in eine Suppenschüssel.
Der Bär brummt laut, der Bär brummt laut,
wenn er aus seiner Höhle schaut.

Schokobonbons sind süß und rund,
schnell mit ihnen in den Mund.

Mickey Maus und Minnie Maus
bauen sich ein neues Haus.
Ein Pokémon kommt gleich vorbei
und bringt ein Überraschungsei.

Der kugelrunde Obelix
hat zu essen heute nix.

Heute esse ich Spaghetti,
ja dann ist alles paletti.

Barbiefrau, oh Barbiefrau,
im Kopf da bist du ja gar nicht schlau.

39 Therapiebereich:
Sprechweise

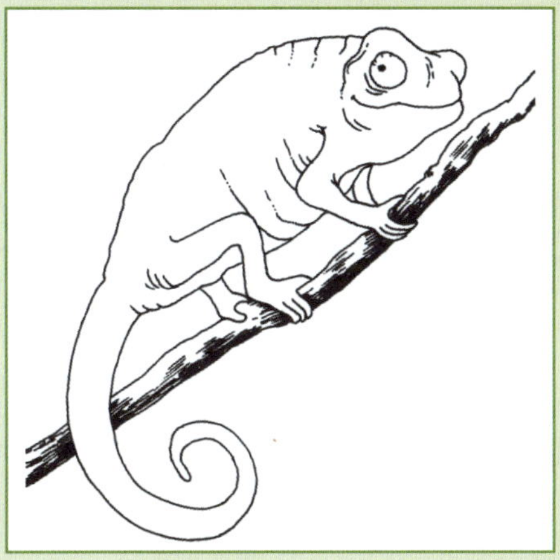

Stille Post taktil

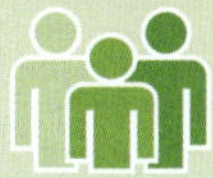

Therapieziel:
Chilliges Lautieren

Idee:

Die Kinder sitzen in einer Reihe hintereinander auf dem Boden. Zuerst wird dem Vordermann der Rücken sanft „saubergewischt“. Das hinterste Kind nimmt eine Karte mit einem geometrischen Symbol (siehe Kopiervorlage) und zeichnet es dem Kind vor ihm mit leichtem Druck auf den Rücken. Jeder Strich wird „chillig“ mit einem Laut begleitet. Und auch dieses Kind zeichnet verbunden mit der gleichen Lautmalerei das Symbol dem Kind vor sich auf den Rücken. So wandert das Symbol bis zum vordersten Kind – dieses malt das Symbol auf ein Blatt Papier. Nun wird das gezeichnete Blatt mit der Vorlage verglichen.

Grundidee: ▶ ■ **Koordination** ■

Bewegung	**Redefluss**
Sanfte Bewegung der Hände strahlen auf die Stimmgebung aus	Kopplung der „Schreibbewegung“ mit der Lautierung

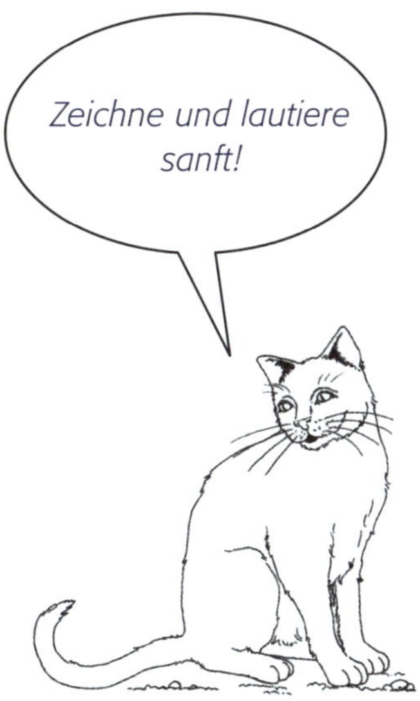

Tipps, Varianten, Anschlussübungen:

- Nach jedem Symbol wird der Rücken sanft „saubergewischt“. Dieses Wischen mit einem gemütlichen stimmhaften 'sch' verbinden.
- Die Komplexität der Symbole kann gesteigert werden.
- Hilfreich ist es, einen Startpunkt für Bewegung und Sprechbeginn zu vereinbaren (auf den Symbolkarten mit einem Punkt gekennzeichnet) – das unterstützt die Gesamtkoordination.

Material:

Symbolkarten (Vorschläge folgende Seite)

39 Kopiervorlage zu „Stille Post taktil“

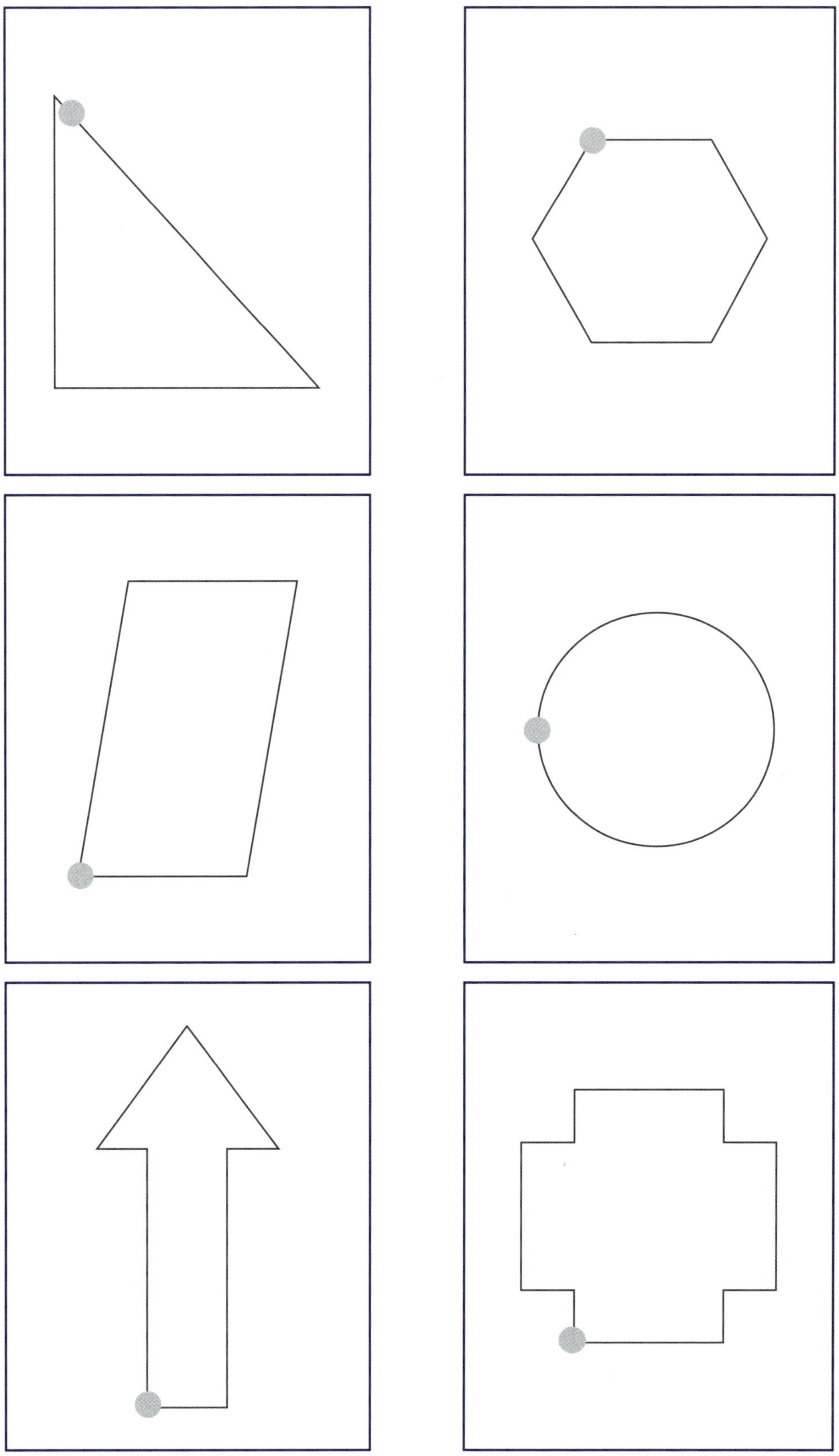

40 Therapiebereich:
Sprechweise

Dracula

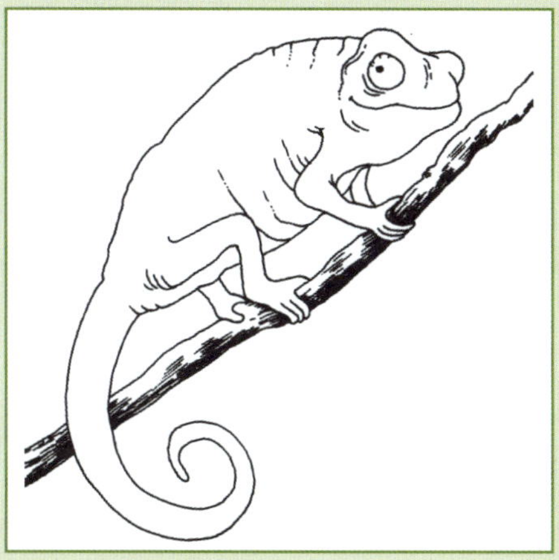

Therapieziel:
Rhythmisiertes Sprechen

Idee:

Zwei Kinder stehen hintereinander. Das hintere Kind spricht folgenden Spruch stark rhythmisiert und führt parallel die Bewegungen aus:

„24 Messerstiche" ▶	mit dem Zeigefinger pro Silbe sanft in den Rücken stechen
„Blut läuft herunter" ▶	mit gespreizten Händen den Rücken herunterstreichen
„Spinnenhaar" ▶	ein Kopfhaar leicht hochziehen Pause
„Dracula" ▶	behutsam dreimal (pro Silbe) in den Nacken greifen

Partnerwechsel

Grundidee: ▶ **Koordination**

Bewegung
Rhythmische Bewegung strahlt auf die Sprechweise aus

Redefluss
Kopplung Massage und Silbensprechen

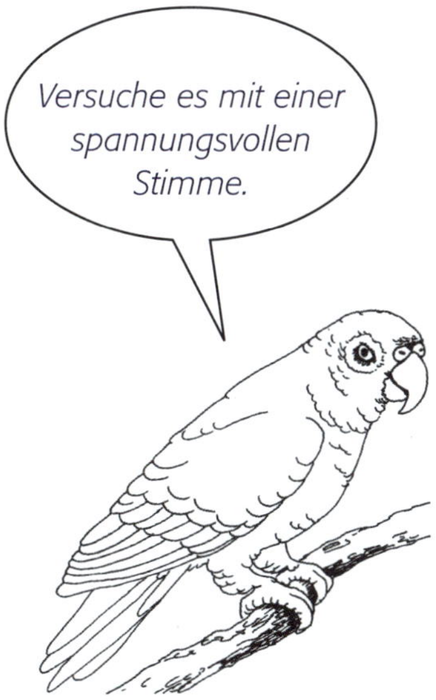

Tipps, Varianten, Anschlussübungen:

- Die Pausenlänge vor „Dracula" variieren.
- Darauf achten, dass dieses vor allem bei Jungen sehr beliebte Spiel nicht ausufert.
- Neben dem silbenbetonten Sprechen kann man z.B. auch mit der Stimme experimentieren (Babydracula mit hoher Stimme, alter Dracula mit tiefer Stimme).

Material:

keines

41

Therapiebereich:
Sprechweise

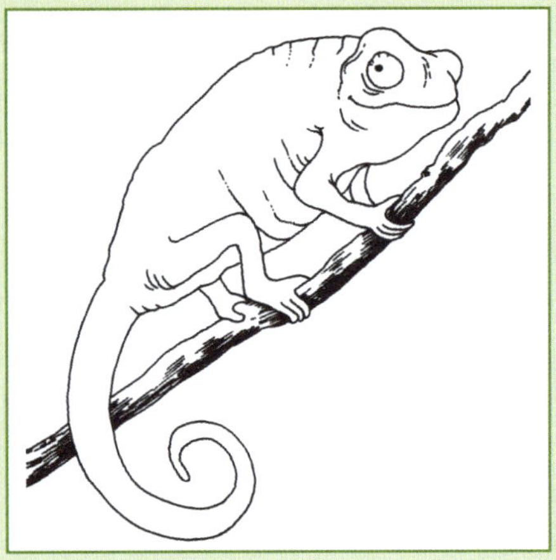

Pizza-Massage

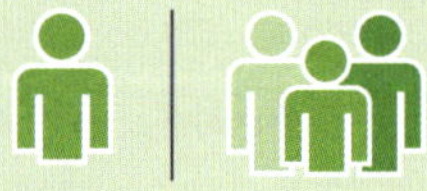

Therapieziel:
Chilliges Sprechen

Idee:

Ein Kind liegt auf dem Bauch auf einer Matte. Ein anderes Kind oder die Logopädin sitzen seitlich neben dem Kind. Der Rücken des Kindes ist das „Backblech". Darauf soll eine Pizza zubereitet werden. Vorab wird von einem gemütlichen italienischen Pizzabäcker erzählt, der die besten Pizzas der Welt macht, jedoch nicht der Schnellste ist. Die jeweiligen Massageelemente und Kommentare werden auf der folgenden Seite beschrieben.

Grundidee: **Koordination**

Bewegung
Sanfte Bewegung der Hände strahlen auf Stimmgebung und Sprechweise aus

Redefluss
Kopplung Geschichte, Massage und Sprechen

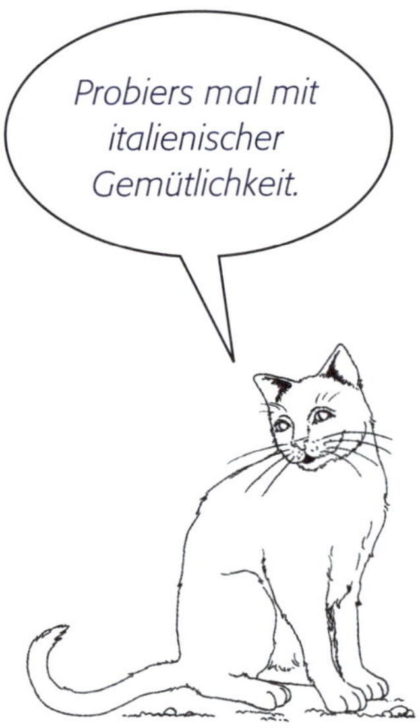

Tipps, Varianten, Anschlussübungen:

- Die Wirbelsäule darf nicht „bearbeitet" werden.
- Die Sprechweise des Massierenden sollte bewusst „chillig" sein.
- Vorab das zu massierende Kind fragen, was es gerne auf der Pizza hat.
- Auch unpassende Zutaten (Regenwürmer, frittierte Spinnen o. Ä.) verwenden.
- Auf ähnliche Weise kann auch ein „Kuchen" gebacken oder eine „Autowaschstraße" als Sprech-Massage „verpackt" werden.
- Rollenwechsel einsetzen.

Material:

Matte

41 Anregungen für eine Pizza-Massage

Kommentar		**Bewegung**
Olivenöl auf dem Blech verteilen	▶	(Fingerspitzenmassage, Streichbewegungen),
der Teig kommt aufs Blech	▶	(Handfläche sanft auf Rücken drücken),
er wird ausgerollt	▶	(Rollbewegung mit dem Unterarm),
Tomatensauce draufklatschen	▶	(mit Händen leicht tätscheln),
verteilen	▶	(Streichbewegung),
Schinken darauflegen	▶	(leichte Druckbewegung mit den Handflächen),
Pilze verteilen	▶	(kleine Drehbewegung mit drei Fingern),
und ein Ei	▶	(drei Finger zusammennehmen, „daraufschlagen" und langsam Finger auseinanderziehen).
weitere Zutaten	▶	***entsprechende Bewegungen***
Käse darüber streuen	▶	(Fingerspitzentrommeln),
pfeffern	▶	(Fingerspitzentrommeln),
in den Backofen	▶	(sich über Kind lehnen, 1 Minute so verharren),
in Stücke schneiden	▶	(mit Handkante Schneidebewegungen),
essen und danach putzen	▶	(Ausstreichbewegung mit Handflächen).

42 Therapiebereich:
Sprechweise

Pferderennen

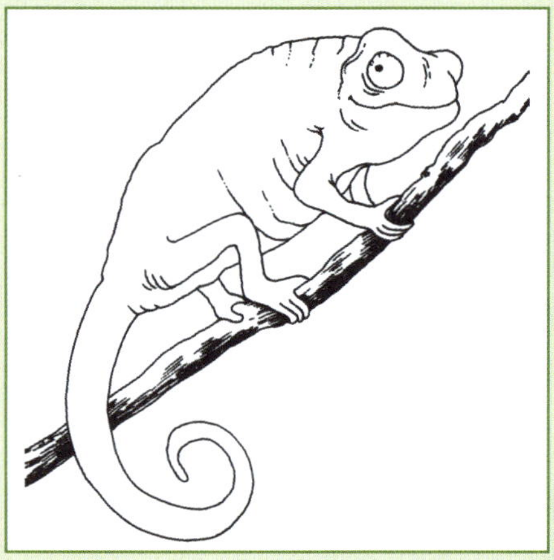

Therapieziel:
Kopplung von Bewegung und des Sprechens hin zu einer rhythmisierten Sprechweise und lockeren Stimmgebung

Idee:

Die Kinder sitzen in einem Kreis. Die Therapeutin ist die Spielleiterin und führt die Kinder anhand von Anweisungen durch das Spiel (Anregungen siehe Zusatzblatt). Das abwechselnde Klatschen der Hände auf die Oberschenkel stellt das Traben der Pferde dar. Auf ein Kommando der Spielleiterin hin reagieren die Kinder. Bsp.: Die Spielleiterin ruft „Doppeloxer" und die Kinder heben zweimal die Beine, klatschen jedoch weiter auf die Oberschenkel.

Grundidee: ▶ ■ **Koordination** ■

Bewegung	**Redefluss**
Gleichmäßiges, im Tempo variierendes Klatschen	Rhythmisierung des Sprechens, dynamische Sprechgestaltung

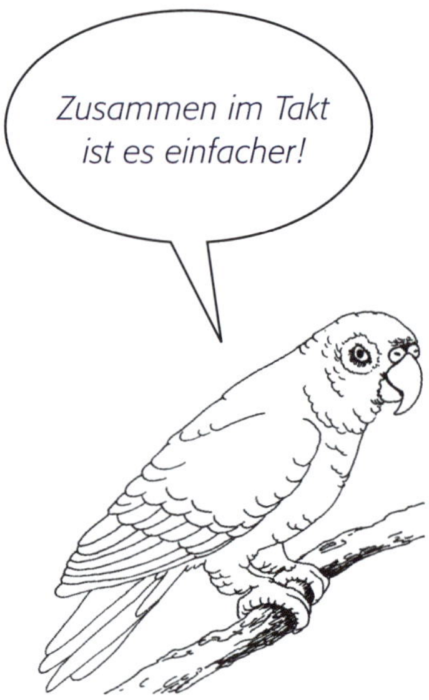

Tipps, Varianten, Anschlussübungen:

- Bei dieser Übungsform kann man je nach Anweisung sehr gut in der Dynamik (laut/ leise) und im Tempo variieren. Sehr motivierend ist es, wenn Themen oder Bezüge der Gruppe integriert werden (Bsp.: Man kommt beim heimischen Fußballverein vorbei und ruft „Ole Ole Ole".)
- Die Geschichte auf der folgenden Seite ist als Inspiration gedacht und muss nicht direkt so übernommen werden.

Material:

Geschichte zur Übung, sonst keines

42 Text und Bewegungen (in Klammern) zu „Pferderennen“

Das Pferd steht im Stall und frisst	▶	(kauende Bewegung),
da geht die Tür auf	▶	(mit Hand Tür aufmachen, quietschen),
der Jockey kommt herein, 2 Meter groß	▶	(mit Hand Höhe zeigen),
150 Kilo schwer	▶	(Pferd sackt zusammen, kommt wieder hoch).
Das Pferd bekommt den Sattel	▶	(Pferd sackt leicht zusammen).
Der Jockey steigt auf	▶	(Pferd sackt total zusammen).
Das Pferd läuft langsam aus dem Stall	▶	(langsames abwechselndes Klatschen auf die Oberschenkel mit Lautierung „Trab“ „Trab“).
Die Sonne blendet	▶	(Kinder halten sich die Hand vor die Augen).
Das Pferd setzt die Sonnenbrille auf	▶	(so tun, als würde man sich die Sonnenbrille anziehen).
Das Pferd läuft gemächlich weiter	▶	(ein bisschen schneller auf die Oberschenkel klatschen).
Das Pferd bleibt plötzlich stehen	▶	(nicht mehr klatschen).
Es macht einen verkrampften Gesichtseindruck,	▶	(Grimasse, die nach Anstrengung aussieht),
dann einen erleichterten	▶	(Gesichtsmuskulatur entspannt).
Das Pferd riecht seinen eigenen Gestank und sieht auf die Pferdeäpfel nach unten	▶	(mit Hand vor der Nase wedeln und Blick nach unten).
Es läuft weiter zur Startbox	▶	(Klatschen auf die Oberschenkel, „Trab“ „Trab“…).
In der Startbox bleibt es stehen	▶	(mit Klatschen aufhören).
Das Pferd schaut nach links	▶	(Kopf nach links drehen) – ein Esel.
Das Pferd schaut nach rechts	▶	(Kopf nach rechts drehen) – eine heiße Stute.

42 Text und Bewegungen (in Klammern) zu „Pferderennen"

Der Starter zählt den Countdown	▶	(Kinder zählen von 5 abwärts – „peng").
Das Pferd rennt sehr schnell	▶	(schnelles Klatschen auf die Oberschenkel; so lange klatschen, bis das Pferd im Ziel ist).
Linkskurve	▶	(Oberkörper neigt sich nach links),
Rechtskurze	▶	(Oberkörper neigt sich nach rechts),
Oxer/ Hindernis	▶	(kurzes Aufstehen),
Doppeloxer/ Doppelhindernis	▶	(zweimal kurz aufstehen),
Wassergraben	▶	(Zeigefinger zwischen den Lippen schnell auf und ab bewegen und zischen).
Wir kommen am Coca-Cola-Stand vorbei	▶	(Trinkbewegung und „gluck gluck").
Wir kommen am Pommes-frites-Stand vorbei	▶	(Essbewegung und „mampf mampf").
Wir kommen an den Fotografen vorbei	▶	(Hände wie ein Fotoapparat vor dem Gesicht und „klick klick").
Wir kommen an den reichen Leuten vorbei	▶	(„nobles feines" Klatschen mit einem versnobten, leicht nasalen „Bravo Bravo").
Wir kommen am Kinderheim vorbei	▶	(alle schreien „Iiiiieeh").
Wir kommen am Altersheim vorbei	▶	(wieder schreien alle „Iiiiieh").
Wir kommen an der Stotterergruppe vorbei	▶	(alle rufen „Stottern ist ok!").
Holzbrücke	▶	(mit Fäusten auf Brust trommeln und tiefen Ton brummen „ooooooh", danach wieder auf die Oberschenkel klatschen).
Es geht bergauf	▶	(langsamer auf die Oberschenkel klatschen)
und bergab	▶	(schneller klatschen).
Kurz vor dem Ziel noch mal alles geben	▶	(so schnell wie möglich klatschen).
Ja, im Ziel	▶	(alle reißen die Arme hoch und schreien „Hurra").

43 Therapiebereich:
Sprechweise

Löwenjagd

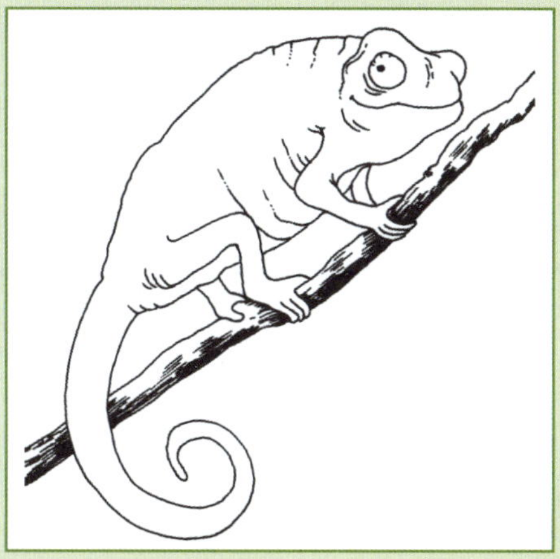

Therapieziel:
Kopplung von Bewegung und des Sprechens hin zu einer rhythmisierten Sprechweise

Idee:

Die Kinder sitzen im Kreis. Die Therapeutin führt erst einmal den Refrain ein. Die Kinder klatschen rhythmisch abwechselnd links und rechts auf die Oberschenkel und sprechen den Refrain mit. Bei den Strophen werden die entsprechenden Bewegungen nachgeahmt (siehe folgende Seite).

Grundidee: ▶ ■ **Koordination** ■

Bewegung	**Redefluss**
Gleichmäßiges, im Tempo moderates Klatschen	Rhythmisierung des Sprechens

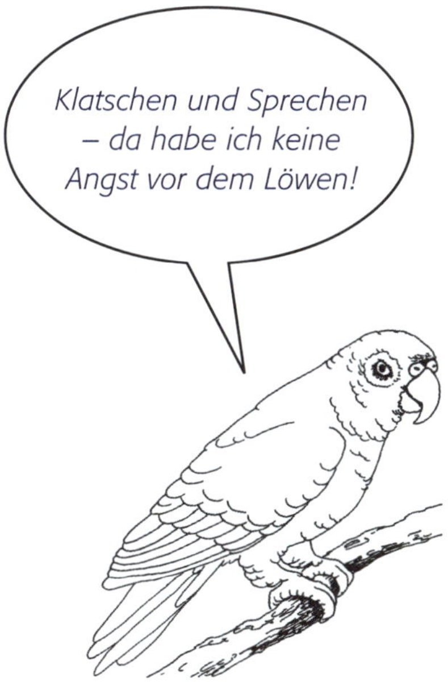
Klatschen und Sprechen – da habe ich keine Angst vor dem Löwen!

Tipps, Varianten, Anschlussübungen:

- Diese Übungsform macht in der Gruppe viel Spaß, wenn dieses Klatschspiel ritualisiert häufiger wiederholt wird. Die Textteile können dem Inhalt entsprechend gestaltet (Tempo, Ausdruck, Prosodie) und damit die Sprachgestaltungsfähigkeiten der Kinder angeregt werden. Die Kinder sprechen im Laufe der Übung alle Textteile mit.
- Bei mehrmaligem Spielen können auch Textelemente zusätzlich eingebaut werden (im Fluss kommt einem ein Krokodil entgegen, anderes Ende der Geschichte, auf dem Weg trifft man eine bekannte Person wie den Lehrer, ein Kind aus der Gruppe, kühlendes Blasen auf „verbrannte Fußsohlen" bei Strophe mit dem Feuer ...).
- Am Ende der Geschichte (Flucht) kann das Sprechtempo leicht erhöht werden.

Material:

Text und Bewegungen zur Übung, sonst keines

43 Text und Bewegungen zu „Löwenjagd"

Sprechgesang, Kinder sitzen im Kreis

Refrain	▶	*(rhythmisches Klatschen auf die Oberschenkel)*
Wir machen eine Löwenjagd	▶	(rhythmisches Klatschen auf Oberschenkel)
und haben keine Angst	▶	(rhythmisches Klatschen auf Oberschenkel).
Wir haben zwar kein Schießgewehr –	▶	(rhythmisches Klatschen auf Oberschenkel),
doch einen spitzen Dolch – tsch tsch	▶	(„Dolch" imitieren).
Strophe 1	▶	(ohne Klatschen)
Wir kommen an einen dichten Urwald	▶	(Blick imitieren, Handkante an Augenbrauen).
Wir kommen nicht darüber	▶	(jeweils entsprechende Bewegung mit Armen).
Wir kommen nicht darunter	▶	(jeweils entsprechende Bewegung mit Armen).
Wir kommen nicht vorbei	▶	(jeweils entsprechende Bewegung mit Armen),
also müssen wir durch	▶	(fiktiv mit „Dolch" Weg freischlagen).
„tsch – tsch – tsch"		
Refrain	▶	*(rhythmisches Klatschen auf die Oberschenkel)*
Wir machen eine Löwenjagd	▶	(rhythmisches Klatschen auf Oberschenkel),
und haben keine Angst	▶	(rhythmisches Klatschen auf Oberschenkel).
Wir haben zwar kein Schießgewehr –	▶	(rhythmisches Klatschen auf Oberschenkel),
doch einen spitzen Dolch – tsch tsch	▶	(„Dolch" imitieren).
Strophe 2	▶	(ohne Klatschen)
Wir kommen an ein großes Feuer	▶	(Blick imitieren, Handkante an Augenbrauen).
Wir kommen nicht darüber	▶	(jeweils entsprechende Bewegung mit Armen).
Wir kommen nicht darunter	▶	(jeweils entsprechende Bewegung mit Armen).
Wir kommen nicht vorbei	▶	(jeweils entsprechende Bewegung mit Armen),
also müssen wir durch „puh puh puh"	▶	(Blasen imitieren).
Refrain		
Strophe 3		
Wir kommen an einen großen Fluss	▶	(Blick imitieren, Handkante an Augenbrauen).
Wir kommen nicht darüber	▶	(jeweils entsprechende Bewegung mit Armen).
Wir kommen nicht darunter	▶	(jeweils entsprechende Bewegung mit Armen).
Wir kommen nicht vorbei	▶	(jeweils entsprechende Bewegung mit Armen),
also müssen wir durch „sch sch sch"	▶	(Schwimmen imitieren).

43 Text und Bewegungen zu „Löwenjagd“

Refrain

Strophe 4

Da vor uns …		
eine große Höhle.	▶	(mit Finger in die Ferne zeigen).
Wir laufen durchs hohe Gras	▶	(Hände streifen Gras auseinander).
Wir klettern einen großen Felsen hoch	▶	(Kletterbewegung).
Da die Höhle - es ist dunkel	▶	(Augen schließen).
Wir tasten uns voran	▶	(Hände machen tastende Bewegungen zur Seite).
Da – etwas ganz Weiches	▶	(Streichelbewegung).
Vorne ist es ein bisschen feucht	▶	(tasten)
und auch spitz	▶	(tasten).
Hilfe! Ein Löwe	▶	(Löwengebrüll).

Nichts wie weg!
Den Felsen runter,
durchs hohe Gras,
durch den Fluss,
durchs Feuer,
durch den Urwald.

Ende 1:

Hinein ins sichere Haus	▶	(Hände bilden Dach über dem Kopf).

Ende 2:

Zu einem Haus	▶	(Hände bilden Dach über dem Kopf),
an die Türe klopfen	▶	(Klopfen).
Die Türe geht auf	▶	(Hand imitiert Tür, die sich öffnet).

Und wer ist im Haus???
Der Löwe oder eine bekannte
Persönlichkeit, der Lehrer eines Kindes,
Scatman John ….

44

Therapiebereich:
Sprechweise

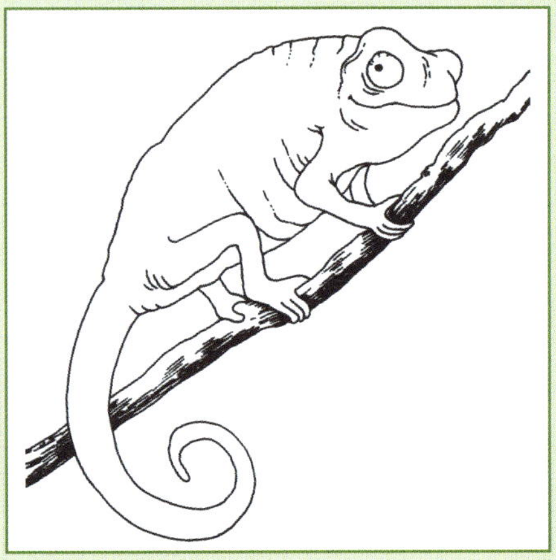

Böse 7

Therapieziel:
Rhythmisiertes Sprechen

Idee:

Die Kinder sitzen im Kreis und alle klatschen fortlaufend abwechselnd in die Hände und auf die Oberschenkel. Ein Kind beginnt und sagt parallel zum Klatschen auf die Oberschenkel „eins " – Handklatschen. Das Kind links davon sagt beim nächsten Klatscher auf die Oberschenkel „zwei", Handklatschen. Das dritte Kind „drei" usw. Aber Achtung: die Zahl Sieben, eine Zahl, die durch sieben teilbar ist (Bsp. 21) sowie Zahlen, die eine Sieben beinhalten (Bsp. 17, 27, 71), dürfen nie gesprochen werden! Hier sagt das jeweilige Kind synchron mit dem Klatschen auf den Oberschenkel anstatt der 7er-Zahl dann „Böse". Bei einem Fehler beginnt das Spiel von vorne. Wie weit schafft es die Gruppe?

Grundidee: ▶ **Koordination**

Bewegung	**Redefluss**
Rhythmische Bewegung strahlt auf Sprechweise aus	Kopplung Klatschen und Zahlensprechen

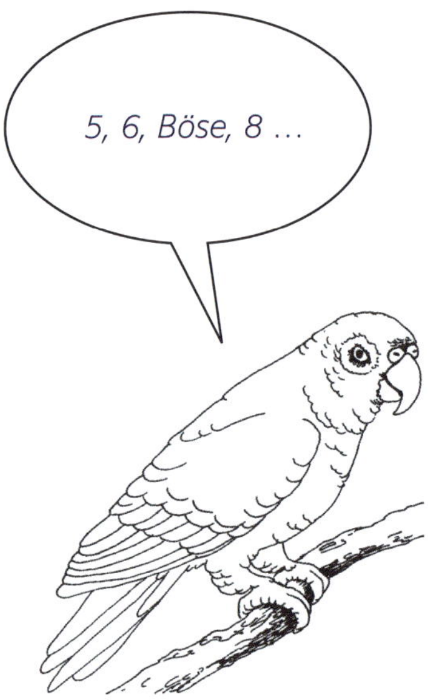

Tipps, Varianten, Anschlussübungen:

- Je niedriger die „Böse-Zahl", umso anspruchvoller ist das Spiel.
- Wenn die Spieler ein bisschen Erfahrung mit dem Spiel haben, kann das Tempo variiert werden.
- Sehr anspruchsvoll ist es, wenn von 100 rückwärts gezählt wird.

Material:

keines

45 Therapiebereich:
Sprechweise

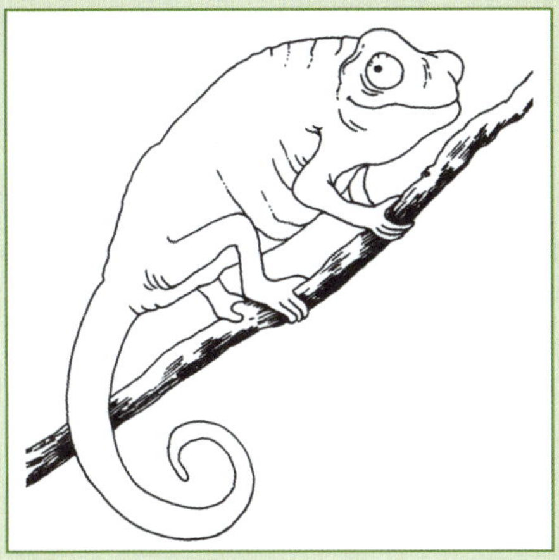

Zeitlupenland

Therapieziel:
Das Sprechtempo reduzieren

Idee:

Ein Ausflug ins Zeitlupenland wird gemeinsam vorbereitet. Logopädin und Kind besprechen, was sie sich anschauen möchten, ob sie vielleicht auch etwas trinken oder essen möchten. Vielleicht suchen sie nach etwas ganz Bestimmtem, lesen sich etwas vor (Straßenschilder, Werbeplakate), üben eine Sportart aus oder Ähnliches. Dann wird die Grenze zum Zeitlupenland passiert. Von nun an geht alles viel langsamer als gewohnt, auch das Sprechen.

Grundidee: ▶ **Rollenspiel**

Bewegung
In Fantasierollen schlüpfen, das Bewegungstempo verändern

Redefluss
Fantasierollen mit veränderter Sprechweise inszenieren; Rollen mitteilen, dem Spielpartner erklären

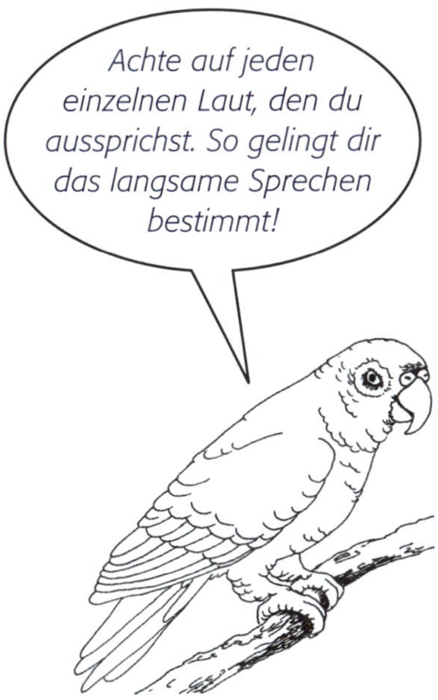
Achte auf jeden einzelnen Laut, den du aussprichst. So gelingt dir das langsame Sprechen bestimmt!

Tipps, Varianten, Anschlussübungen:

- Der Ausflug ins Zeitlupenland sollte nicht zu lange dauern, wenn das Spiel noch neu ist, denn dieses erfordert ein hohes Maß an Konzentration.
- Die Logopädin sollte darauf achten, den Tonhöhenumfang trotz der Veränderung des Sprechtempos (prosodisches Merkmal) möglichst beizubehalten.

Material:

Evtl. selbstgestalteter Einreisepass und Requisiten

46 Therapiebereich:
Sprechweise

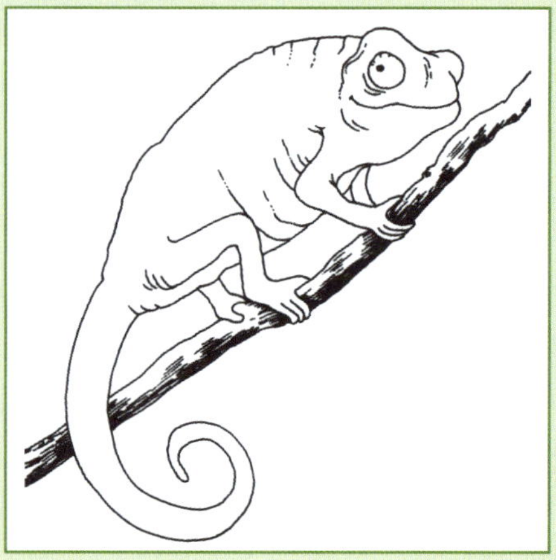

Rücken-Montagsmaler

Therapieziel:
Chilliges Sprechen

Idee:

Ein Kind sitzt mit dem Rücken vor der Logopädin oder vor einem anderen Kind. Auf den Rücken des Kindes wird nun ein kurzes Wort Buchstabe für Buchstabe geschrieben. Parallel zum verlangsamten sanften „Schreiben" werden die Buchstaben weich, geschmeidig und leise von demjenigen gesprochen, der die Buchstaben auf den Rücken des Kindes schreibt. Das sitzende Kind muss das Wort erlesen. Am Ende des Wortes wird der Rücken des Vordermannes sanft ausgestrichen (bildlich wie das Sauberwischen einer Wandtafel). Nach drei Wörtern werden die Rollen getauscht.

Grundidee: ▶ **Koordination**

Bewegung
Sanfte Bewegungen der Hände strahlen auf die Stimmgebung aus

Redefluss
Kopplung der „Schreibbewegung" mit Lautierung

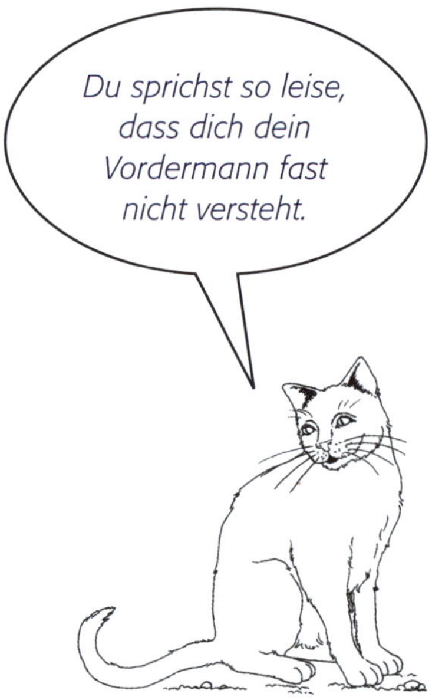
Du sprichst so leise, dass dich dein Vordermann fast nicht versteht.

Tipps, Varianten, Anschlussübungen:

- Erleichternd ist es für das „lesende" Kind, wenn es zwei oder drei Wortkarten zur Lösungsauswahl (davon eine mit dem Lösungswort) vor sich liegen hat.
- Das „lesende" Kind trägt einen Kopfhörer (ohne Musik) – dadurch kann das lesende Kind nicht hören, was das „chillig" mitsprechende Kind leise spricht.

Material:

Eventuell Wortkarten mit Lösungswörtern

47 Therapiebereich:
Sprechweise

Wörterschlange

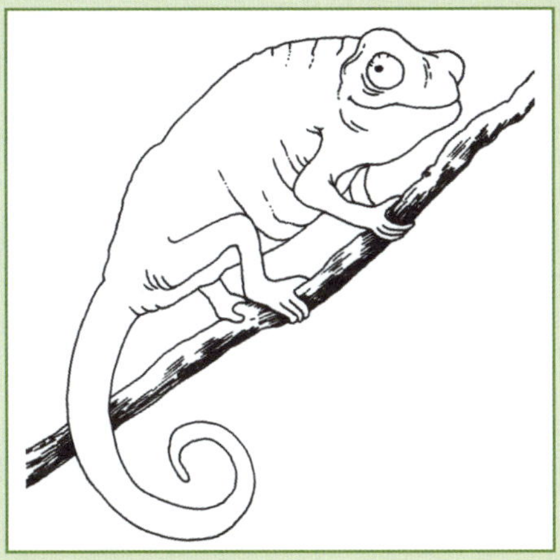

Therapieziel:
Wörter miteinander verbinden

Idee:

Die Logopädin legt ein langes Seil spiralförmig auf den Boden. Das Kind steht in der Mitte der Spirale und balanciert auf dem Seil langsam nach außen. Dazu spricht es und versucht, Wörter aneinanderzuhängen, ohne dazwischen mit der Stimme neu einsetzen zu müssen (es nennt z.B. nacheinander alle seine Lieblingsspeisen).

Grundidee: ▶ **Koordination**

Bewegung	Redefluss
Bewegungskoordination	Sprechkoordination

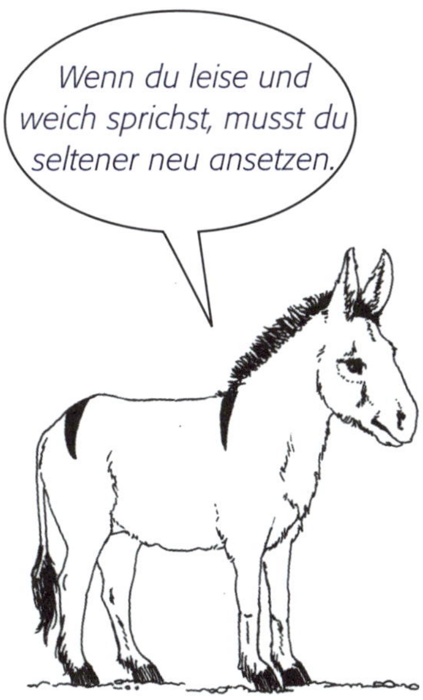
Wenn du leise und weich sprichst, musst du seltener neu ansetzen.

Tipps, Varianten, Anschlussübungen:

- Die Schritte sollten kein Stampfen, sondern ein weiches, flüssiges Vorangehen, vielleicht ein Schleichen sein. Das Seil könnte eine Schlange symbolisieren.
- Das Kind sollte nicht so lange reden, bis ihm die Luft ausgeht.
- Mögliche Hilfestellung: Für einen weichen Stimmeinsatz kann das Kind vor dem ersten Laut ein 'H' anhauchen. Dies muss evtl. zuvor auf Wortebene geübt werden. Als Vorübung hierzu kann Spiel 48 „Weiche Landung" durchgeführt werden.

Material:

Langes Seil

48 Therapiebereich:
Sprechweise

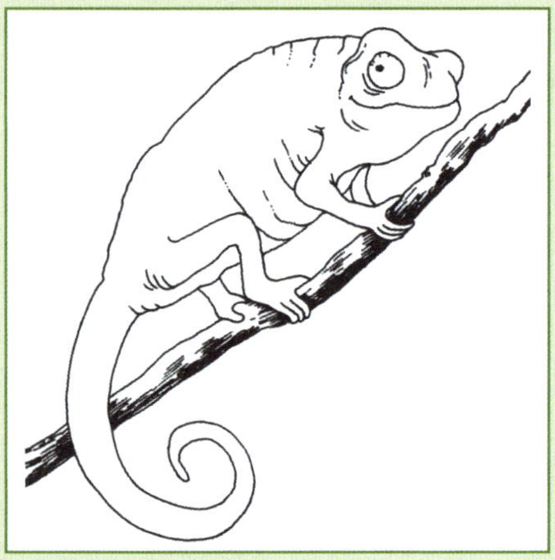

Weiche Landung

Therapieziel:
Mit weichem Stimmeinsatz sprechen

Idee:

Ein Ballon oder eine Feder wird abwechselnd im Logopädiezimmer auf Boden, Tisch, Stuhl, Fenstersims, Pult, Regal usw. fallengelassen. Beim Aufsetzen des Ballons spricht das Kind ein Wort. Der Ballon wird mit beiden Händen gefasst, um erneut für ein weiteres Wort fallengelassen zu werden.

Grundidee: ▶ **Übertragung**

Bewegung
Die Bewegung eines Gegenstands auslösen

Redefluss
Die beobachtete Bewegung als Sprechimpuls nutzen

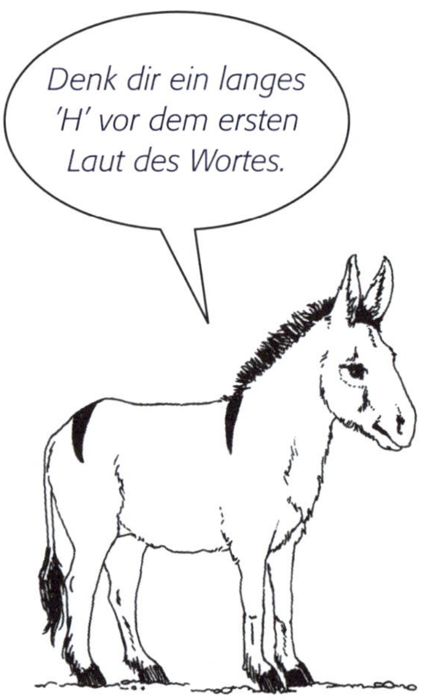
Denk dir ein langes 'H' vor dem ersten Laut des Wortes.

Tipps, Varianten, Anschlussübungen:

- Diese Übung kann als Vorübung zu Spiel 47 „Wörterschlange“ eingesetzt werden.
- Zur Auswahl von Wörtern eignen sich beispielsweise die in den meisten Logopädiezimmern vorhandenen Bildkarten.

Material:

Luftballon oder Feder

49

Therapiebereich:
Sprechweise

Wiwikon und Blablafu

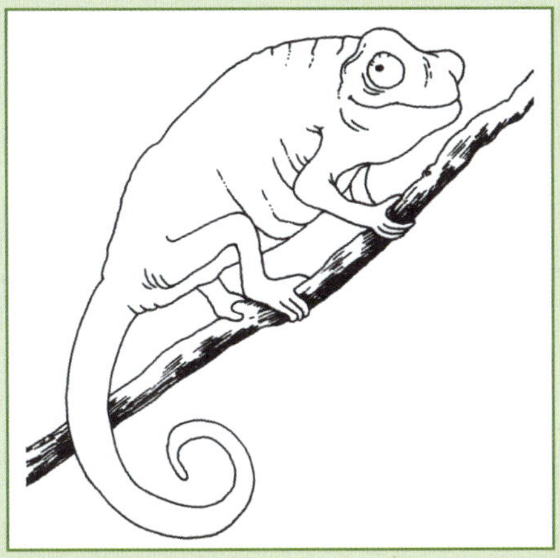

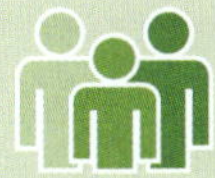

Therapieziel:
Eine gemütliche Sprechweise anwenden

Idee:

Die Kinder sitzen im Kreis. Ein Spielleiter nimmt einen Gegenstand in die Hand (z.B. eine Schere) und sagt in einer gemütlichen Sprechweise (Bsp.: verlangsamt, weich und leicht gedehnt): „Das ist ein Wiwikon", und mit dem Sprechen wandert die Schere nach links. Der linke Mitspieler gibt die Schere zurück und fragt mit der Bewegung des Vorgängers und in der gleichen Sprechweise: „Was ist das?". Der Spielleiter wiederholt in „chilliger" Sprechweise und mit der selben Bewegung seine Behauptung: „Das ist ein Wiwikon". Danach nimmt der linke Mitspieler die Schere und gibt sie seinem linken Nachbarn mit der Aussage „Das ist ein Wiwikon" weiter. Dieser fragt wieder nach „Was ist das?" usw. Danach startet der Spielleiter mit einem zweiten Gegenstand rechts herum: „Das ist ein Blablafu" (Gegenstand ist z.B. ein Mikrofon).

Grundidee: ▶ ■ **Rhythmus, Koordination** ■

↓ **Bewegung**
Die eigene Bewegung einem vorgegebenen Modus anpassen

↓ **Redefluss**
Sprech- und Bewegungsmodus aufeinander abstimmen

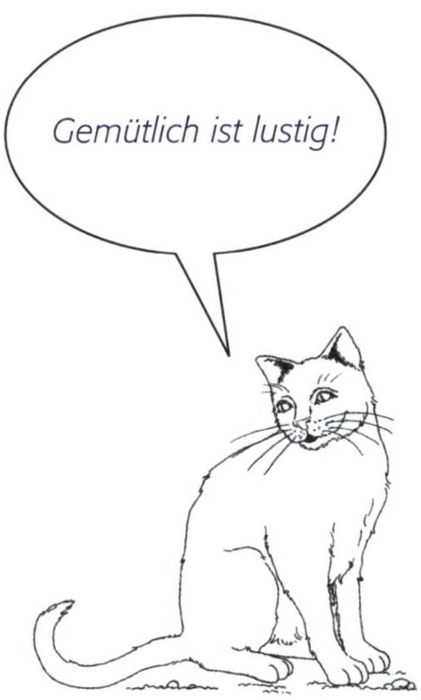

Tipps, Varianten, Anschlussübungen:

- Die Sprechweise und die Anzahl der Gegenstände kann variiert werden.
- Die Phantasiewörter können auch in einer Fremdsprache (z.B. Englisch) kreiert und somit die Anwendung der Sprechweise auch in anderen Sprachen geübt werden.

Material:

2 Gegenstände, die gut weitergereicht werden können

50 Therapiebereich:
Sprechweise

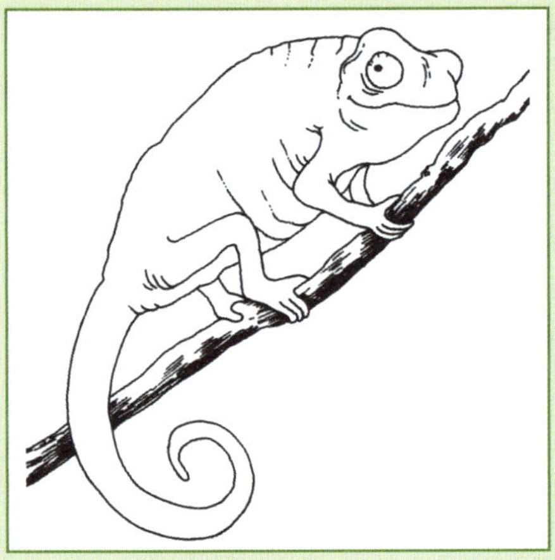

Stuhlkreis

Therapieziel:
Auf unterschiedliche Art und Weise sprechen

Idee:

Das Kind geht im Takt der Musik oder des Tamburins im Stuhlkreis herum. Wenn die Musik stoppt, bleibt es stehen und setzt sich auf den nächstgelegenen Stuhl. Es erzählt oder liest so, wie es das Bild, das als Bildkarte auf dem Stuhl liegt, verlangt.

Grundidee: ▶ **Rollenspiel**

Bewegung	**Redefluss**
In Fantasierollen schlüpfen	Fantasierollen mit veränderter Sprechweise inszenieren

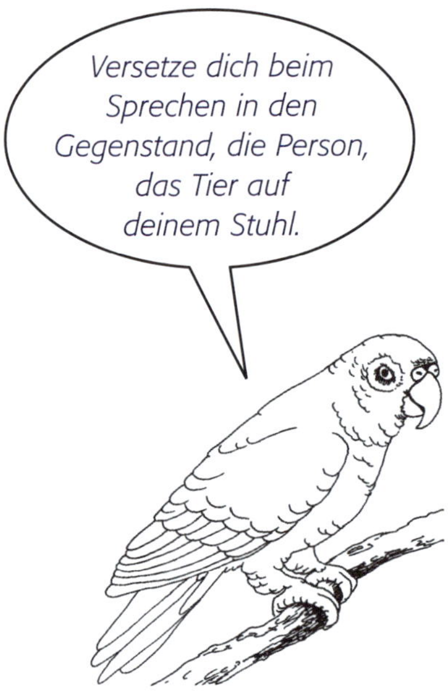
Versetze dich beim Sprechen in den Gegenstand, die Person, das Tier auf deinem Stuhl.

Tipps, Varianten, Anschlussübungen:

- Jeder Stuhl symbolisiert eine andere Sprechtechnik.
  Hier einige Ideen:
  - Schneckenstuhl = langsam
  - Wattestuhl = weich
  - Mikrofonstuhl = übertrieben betont bzw. sehr deutlich (wie ein Schauspieler)
  - Walstuhl = Vokale gedehnt („walisch")
- Es können weitere, dem Kind angepasste Stühle dazu erfunden werden.
- Bei älteren Kindern muss nicht dringend mit Symbolen gearbeitet werden. Die Logopädin kann stattdessen an jeden Stuhl einen Zettel mit den Begriffen „weich" usw. kleben.
- Bei Leseanfängern können anstatt eines Lesetextes z.B. Memorykärtchen zum Beschreiben verwendet werden.

Material:

Rhythmische Musik oder Tamburin, unterschiedliche Stühle, in einem Kreis nach außen aufgestellt, Bilder von Schnecke, Watte, Mikrofon, Wal usw.

51

Therapiebereich:
Sprechweise

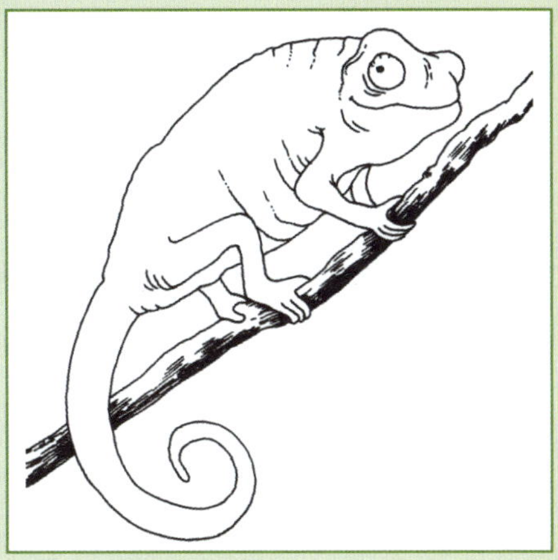

Streichelzoo

Therapieziel:
Mit weichem Stimmeinsatz sprechen

Idee:

Im Logopädiezimmer sind verschiedene Kuscheltiere verteilt. Logopädin und Kind betreten den Streichelzoo. Sie gehen im Zoo herum, streicheln die Tiere und sprechen dazu Wörter mit weichem Stimmeinsatz. Dies können die Namen der Tiere oder andere zur Situation passende Wörter sein.

Grundidee: ▶ ■ **Dynamik** ■

↓ **Bewegung**	↓ **Redefluss**
Die Kraft der eigenen Bewegung erfahren und dosieren	Die Begriffe „hart" und „weich" verstehen und unterscheiden

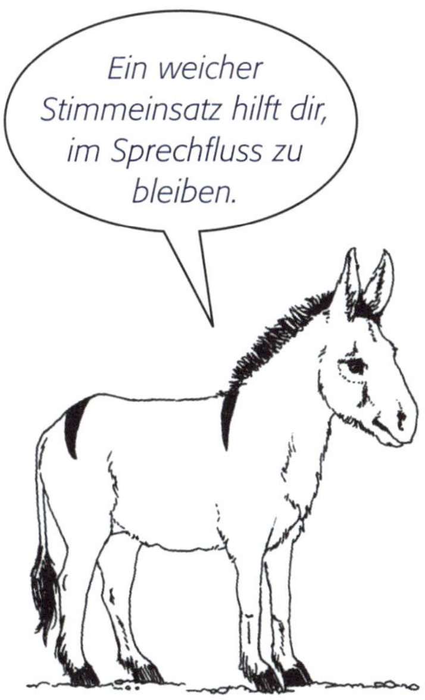

Tipps, Varianten, Anschlussübungen:

- Dieses Spiel ist eher für jüngere Kinder geeignet.
- Der weiche Stimmeinsatz lässt sich besonders deutlich mit Vokalen realisieren. Tiere, deren Namen mit einem Vokal beginnen, sind z. B. Affe, Aal, Esel, Elefant, Ente, Eidechse, Iltis, Igel, Otter, Ochse, Uhu.
- Umlaute und schweizerdeutsche Vokale einbeziehen: ä, ö, ü, ue, eu, ie, üe, au, ei (Änte, Üüle, Äffli, Öpfel, ...)

Material:

Weiche Kuscheltiere

52 Therapiebereich:
Sprechweise

Sprechjonglieren

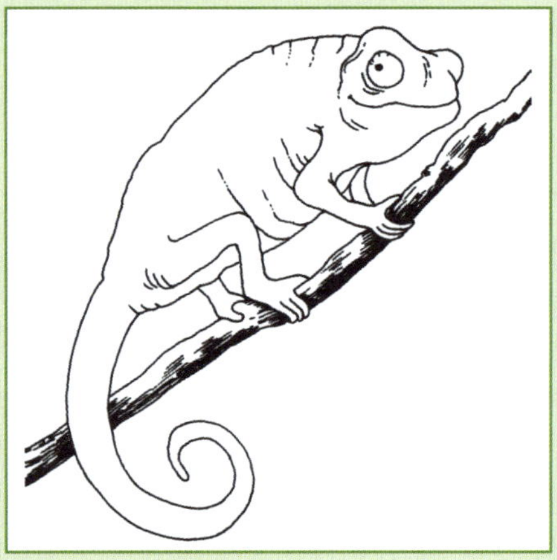

Therapieziel:
Die Lautstärke der Stimme variieren

Idee:

Das Kind jongliert mit Chiffontüchern und spricht bei jeder Aufwärtsbewegung eine Silbe oder ein Wort. Je höher das Tuch geworfen wird, desto lauter ist die Stimme des Kindes.

Grundidee: ▶ **Dynamik**

Bewegung	**Redefluss**
Die Kraft der Bewegung erfahren und dosieren	Ausdrucksfähigkeit der Stimme erfahren

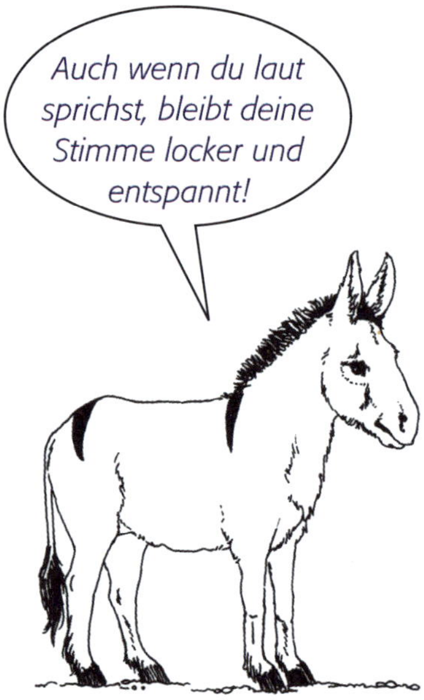
Auch wenn du laut sprichst, bleibt deine Stimme locker und entspannt!

Tipps, Varianten, Anschlussübungen:

- Eine sich steigernde Komplexität ergibt sich aus folgendem Aufbau:
  - (bedeutungsfreie) Silben
  - Einsilber
  - Zweisilber
  - Dreisilber
  - kurze Aussagen (z.B. Befehle)
- Es eignen sich Silben wie ho, ha, hu, he, hi und Wörter wie Hund, Hand, Hirn, Horn, Herz, Halt, Hummel, Hunger, Hammer, Himmel, Hummelnest, Himmelsleiter ...
- Das Kind muss nicht zwingend jonglieren können. Es können auch zwei Tücher abwechselnd in die Luft geworfen werden.

Material:

2-3 Chiffontücher

53 Therapiebereich:
Sprechweise

Ballonsprechen

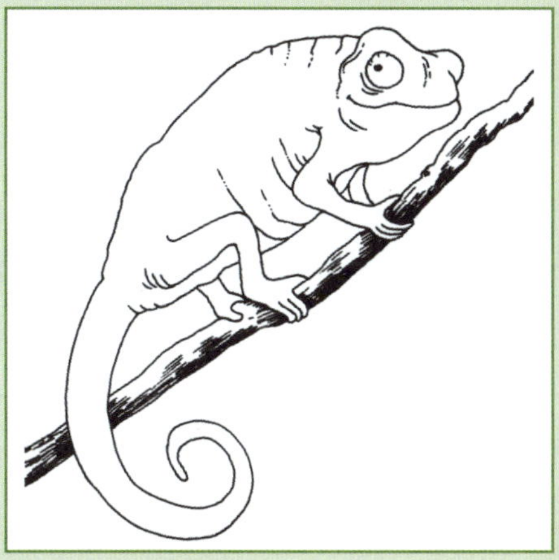

Therapieziel:
Vokale bzw. Silben dehnen

Idee:

Das Kind spielt zuerst mit dem Ballon. Die Logopädin liest einen Vers vor. Das Kind wirft den Ballon während des Vorlesens in unregelmäßigen Abständen immer wieder in die Luft. Im Moment des Hochwerfens dehnt die Logopädin die Stelle (Vokal bzw. Silbe), die sie gerade liest, jeweils so lange, bis das Kind den Ballon wieder in der Hand hält. Anschließend wechseln die Rollen.

Grundidee: ▶ ■ **Interaktion** ■

Bewegung	**Redefluss**
In Spielen agieren und interagieren	Sprechweise der Bewegungshandlung des Spielpartners anpassen

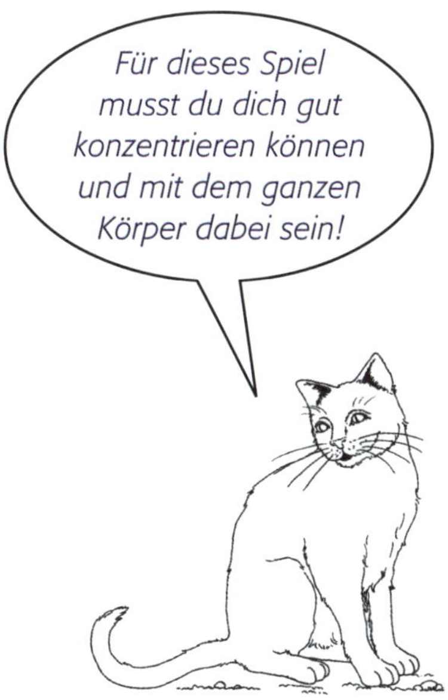
Für dieses Spiel musst du dich gut konzentrieren können und mit dem ganzen Körper dabei sein!

Tipps, Varianten, Anschlussübungen:

- Erstklässlern sollten einfache Lesesätze oder einzelne Wörter bzw. Wortbilder angeboten werden.

Material:

Ballon, Vers oder Wortkärtchen, z.B. aus einem Memory

54

Therapiebereich:
Sprechweise

Achterbahn

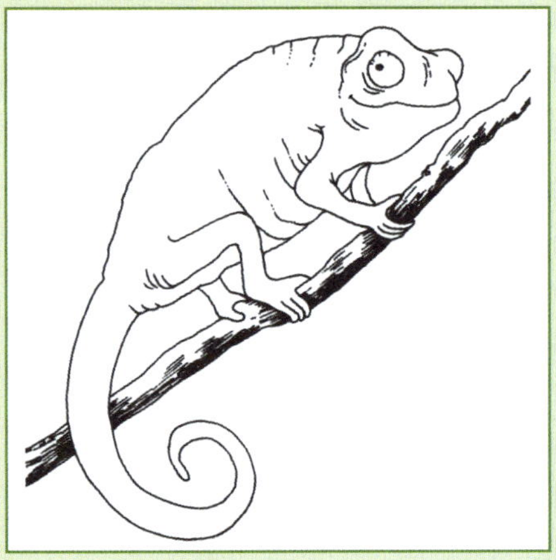

Therapieziel:
Formen als Sprechhilfe einsetzen

Idee:

Am Boden klebt eine große Acht. Die Logopädin geht im Rhythmus und einen einfachen Vers sprechend auf der Acht auf dem Boden voraus. Das Kind geht im gleichen Rhythmus hinterher, bis es den Vers selber mitsprechen kann. Das Kind spricht den Vers, die Logopädin zeichnet eine liegende Acht im Sprechrhythmus des Kindes auf ein A3-Blatt. Dann spricht sie den Vers, das Kind zeichnet die Acht nach. Zum Abschluss versucht das Kind, gleichzeitig den Vers zu sprechen und im Rhythmus des Verses die Acht auf dem Papier nachzuzeichnen.

Grundidee: ▶ **Rhythmus**

Bewegung	**Redefluss**
Bewegungsformen zu rhythmischen Vorgaben finden	Sprech- und Bewegungsrhythmus aufeinander abstimmen

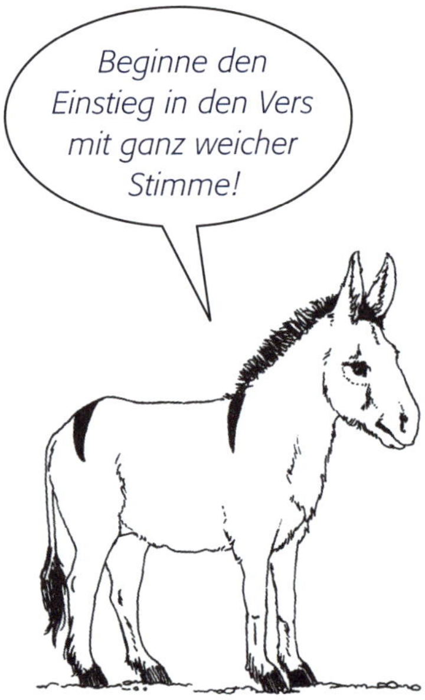
Beginne den Einstieg in den Vers mit ganz weicher Stimme!

Tipps, Varianten, Anschlussübungen:

- Die Bewegung kann noch weiter verkleinert werden, indem eine ganz kleine Acht aufs Blatt oder in die Luft gezeichnet wird.
- Neben der Acht eignen sich diverse andere Formen. Einige Vorschläge findet man in Roß, G., Erker, R. (2000). Lustiges Sprechzeichnen: eine spielerische Sprachförderung. 24 Hexengeschichten und dazu passende Übungszeichen. München: Pattloch Verlag. ISBN 978-3-629-00279-2.

Material:

Einfacher Vers, Malerklebeband zum Fixieren der Acht auf dem Boden, A3-Blatt oder Wandtafel, Wachsmalstifte, Filzstifte oder Kreide

55 Therapiebereich:
Sprechweise

Roboter

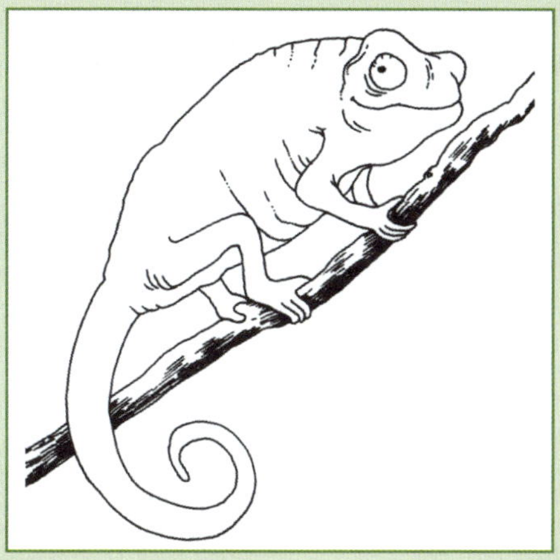

Therapieziel:
Rhythmisch sprechen

Idee:

Das Kind und die Logopädin bewegen sich im Rhythmus der Musik wie Roboter (möglichst „eckig“). Wenn die Logopädin die Musik stoppt, bewegt sich das Kind im gleichen Rhythmus weiter. Anstelle der Musik spricht es dann in rhythmisch-abgehackter Weise – wie ein Roboter.

Grundidee: ▶ ■ **Rhythmus** ■

↓ **Bewegung**
Bewegungsformen zu rhythmischen Vorgaben finden

↓ **Redefluss**
Sprech- und Bewegungsrhythmus aufeinander abstimmen

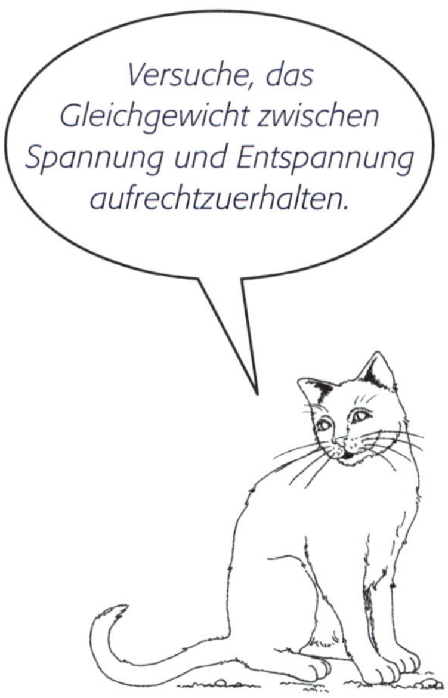

Tipps, Varianten, Anschlussübungen:

- Es ist für Kinder, vor allem für jüngere, schwierig, sich im Rhythmus einer Musik zu bewegen. Erfahrungsgemäß eignet sich ein schnellerer Rhythmus besser als ein langsamerer.
- Einigen Kindern hilft begleitendes Klatschen.

Material:

Rhythmische Musik

56

Therapiebereich:
Sprechweise

Mein rechter und linker Platz ist leer

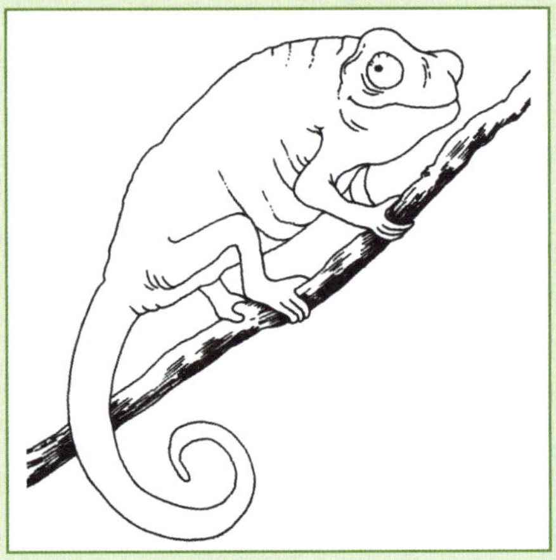

Therapieziel:
Eine deutlich artikulierte und gemütliche Sprechweise anwenden

Idee:

Drei leere Stühle stehen im Raum. Ein Kind setzt sich auf den mittleren Stuhl und sagt in einer gemütlichen, aber einer wie bei einem Nachrichtensprecher deutlichen Artikulation den Satz „Ich bin die Schule“. Nun setzen sich zwei Kinder rechts und links auf die freien Stühle und nennen in der gleichen Sprechweise eine passende Assoziation: „Hausaufgaben“ und „Pause“. Der Schüler in der Mitte bestimmt die für ihn stimmigere Assoziation. Dieses Kind darf nun einen neuen Assoziationsbegriff nennen: „Ich bin die Ferien“. Das Kind, welches am meisten in der Mitte saß, hat gewonnen. Die Bewegungen (zum Stuhl laufen, hinsetzen, Sitzhaltung) sollten ebenfalls gemütlich umgesetzt werden.

Grundidee: ▶ **Rhythmus**

↓ **Bewegung**
Die eigene Bewegung einem vorgegebenen Modus anpassen, gemütlich laufen

↓ **Redefluss**
Sprech- und Bewegungsmodus aufeinander abstimmen

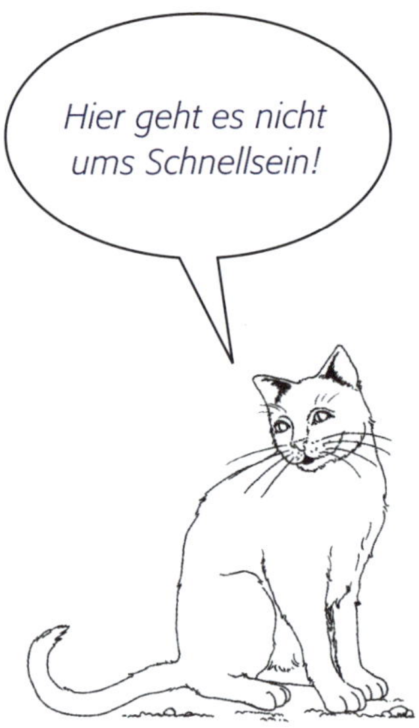

Tipps, Varianten, Anschlussübungen:

- Die Assoziationen können auf Wortarten (Verben, Adjektive) eingegrenzt werden. Zum Einstieg in das Spiel eignen sich Wortkarten mit Begriffen, zu denen die Kinder die Assoziationen finden müssen und die unter dem mittleren Stuhl liegen und jeweils gezogen werden.
- Die Assoziationen können sich auch auf Materialbeschaffenheit (Ich bin aus Holz) oder auf Aktivitäten beziehen (In den Ferien werde ich ….). Somit dient dieses Spiel auch der Wortschatzerweiterung.

Material:

3 Stühle, eventuell Wortkarten

57 Therapiebereich:
Sprechweise

Geduldsfaden

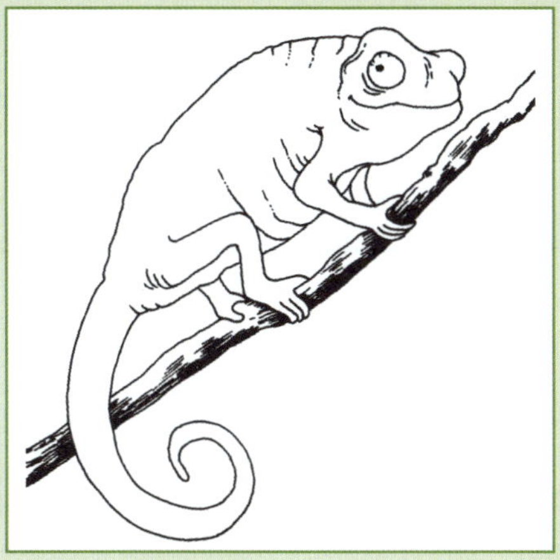

Therapieziel:
Das Sprechtempo reduzieren

Idee:

Das Fadenspannspiel wird zu zweit gespielt. Das Kind hält den Faden bereit, die Logopädin übernimmt ihn. Sie führt die Bewegungen der Übernahme im Schneckentempo aus und begleitet ihre Aktion sprachlich ebenfalls ganz langsam. Danach ist das Kind an der Reihe. Es probiert, das Sprech- und Bewegungstempo der Logopädin zu übernehmen.

Grundidee: ▶ ■ **Imitation** ■

↓ **Bewegung**
Imitieren – Bewegungen imitieren, nachahmen

↓ **Redefluss**
Sprechvorbilder nachahmen

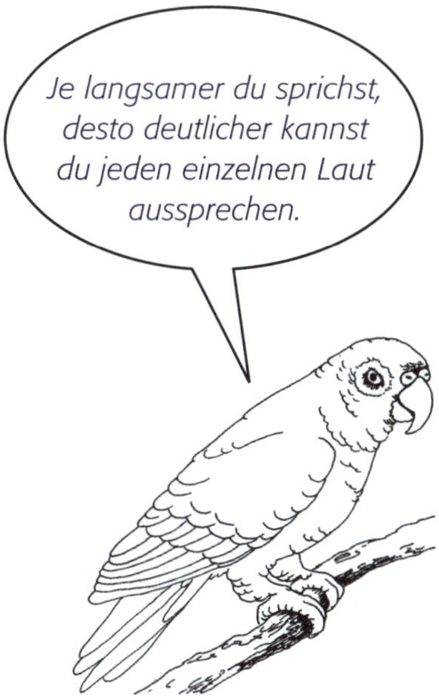
Je langsamer du sprichst, desto deutlicher kannst du jeden einzelnen Laut aussprechen.

Tipps, Varianten, Anschlussübungen:

- Mit älteren Kindern soll im Anschluss über die Sprechweise reflektiert werden (metasprachliche Kompetenz).
- Bei jüngeren Kindern kann anstelle des sprachlichen Begleitens ein zum Fadenspiel passender Vers aufgesagt werden.

Material:

Wollfaden, evtl. Vers, Fadenspiel-Anleitung (z. B. in Blank, H., 1995. Seilchenspringen, Gummitwist, Fadenabheben. Münster: Coppenrath Verlag. ISBN 3-8157-1210-6.)

Spielidee ■

58 Therapiebereich:
Sprechweise

Die Fahrt mit dem Bus

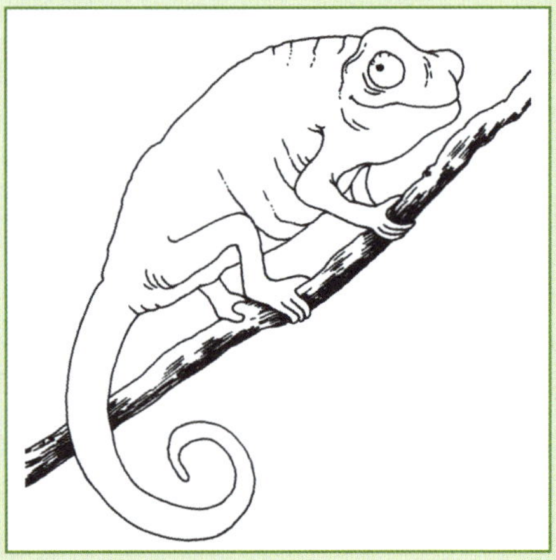

Therapieziel:
Umsetzen von verschiedenen Sprechtempi

Idee:

Das Kind oder die Kinder einer Gruppe sitzen auf einem Stuhl. Eine Person (Kind oder Logopädin) ist der Buschauffeur und „fährt den Bus". Während der ganzen Busfahrt ruckeln die Fahrgäste mit dem ganzen Körper. Der Bus fährt nach links, nach rechts, muss scharf bremsen (nach vorne beugen), gibt schnell Gas (nach hinten beugen), hält an der Haltestelle/Endstation und alle steigen aus (aufstehen, um den Stuhl laufen) und dann wieder ein (auf Stuhl setzen). Der Busfahrer gibt bei diesem Spiel das Kommando. Die Fahrgäste wiederholen dieses Kommando wie ein Echo und machen dabei gleichzeitig die entsprechende Bewegung. Beispiel: Der „Buschauffeur" ruft ein langgezogenes „Breeemmsen", die Fahrgäste rufen auch „Breeemmsen" und beugen sich dabei nach vorne.

Grundidee: ▶ ■ **Koordination** ■

Bewegung	**Redefluss**
Umsetzen von Bewegungssequenzen nach Sprachinput	Sprech- und Bewegungsintentionen aufeinander abstimmen

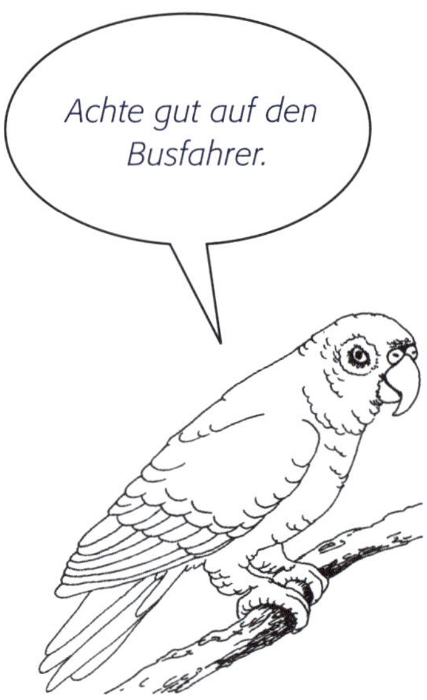

Tipps, Varianten, Anschlussübungen:

- Man kann die „Busfahrt" gut in eine Rahmengeschichte integrieren (Fahrt ins Klassenlager, Abenteuerfahrt durch den Dschungel). Bergauf geht die Fahrt deutlich langsamer und gemütlicher als bergab – Tempovariationen bieten sich an. Unterwegs gibt es auch mal eine Pause – Integration von Entspannungssequenzen (das Ruckeln ist auf Dauer anstrengend).
- Bei Gruppenaktivitäten können auch bestimmte Rollen verteilt werden (ein Fahrgast ruft vereinzelt langgezogen „Iiiiich muss aufs Klooooo").
- Variante: Zugfahrt, hier wird dann die typische Bewegung der Pleuelstangen eines Zuges mit den Armen nachgeahmt.

Material:

Stühle

59 Therapiebereich:
Sprechweise

Der gesungene Weg

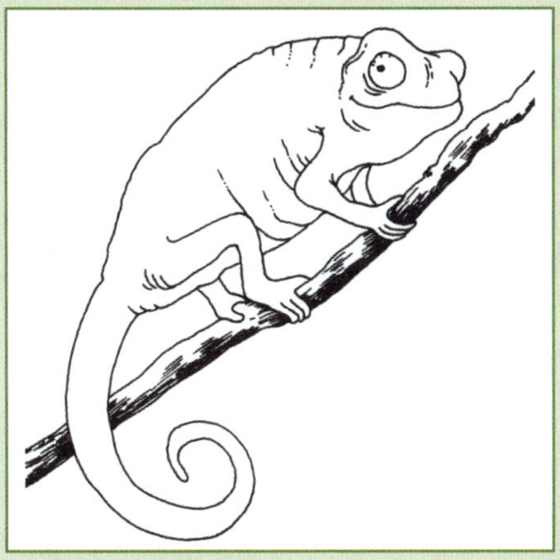

Therapieziel:
Beim Singen die eigene Stimme flüssig erleben

Idee:

Auf dem Boden befinden sich mehrere Felder, die Häuser darstellen. Das Kind wandert von Haus zu Haus. Dazu singt es ein einfaches Lied (z.B. ein Wanderlied). Das Lied und die Wanderung müssen gleichzeitig fertig sein, wenn das Kind beim nächsten Haus ankommt.

Grundidee: ▶ ■ **Rhythmus** ■

Bewegung
Zeitliche Strukturen der Bewegung erkennen, die eigene Bewegung einem vorgegebenen Rhythmus anpassen, schnell – langsam laufen

Redefluss
Sprech- und Bewegungsrhythmus aufeinander abstimmen

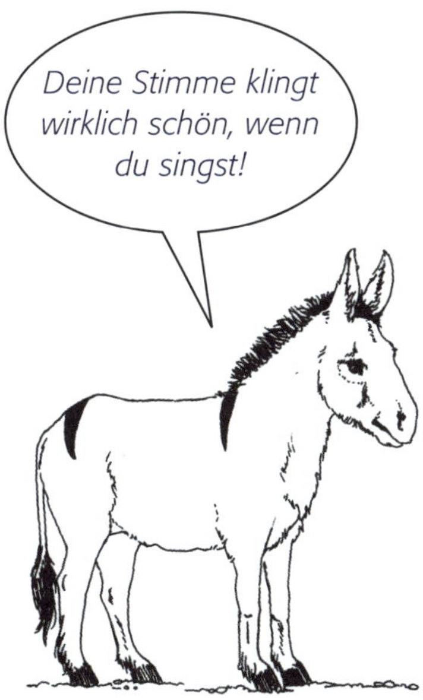

Tipps, Varianten, Anschlussübungen:

- Beim Singen stottern Kinder nicht. Dieses Spiel ist somit vor allem für stark stotternde Kinder geeignet, damit sie sich für längere Sprechsequenzen auch einmal flüssig erleben.
- Je nach Fähigkeiten des Kindes kann dieses Spiel auch mit einem Reim oder einem Lesetext, der in eine einfache oder selber erfundene Melodie verpackt wird, durchgeführt werden.
- Wenn das Kind nicht alleine singen möchte, kann die Therapeutin mitsingen.
- Zur Veranschaulichung kann das Kind ein Instrument mit auf den Weg nehmen.

Material:

Malerklebeband für Häuser oder Bilder von Häusern, (Wander-)Lied

60 Therapiebereich:
Sprechweise

Boing

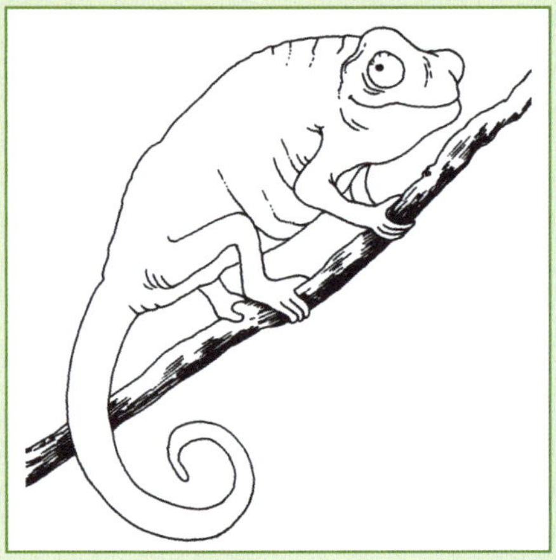

Therapieziel:
Koordination des Sprechbeginns und des Bewegungsbeginnes, kraftvolle Sprechweise

Idee:

Paarweise stehen sich die Spieler gegenüber. Das bekannte Strandspiel „Boing“ (siehe auch Foto S. 31) liegt zwischen den Spielern. Die Spieler nehmen die beiden Griffe auf ihrer Seite je in eine Hand. Durch Auseinanderziehen der Seile wird die Kugel von einem Spieler zum anderen „katapultiert“. Mit jedem Auseinanderziehen wird zu einem Oberbegriff ein Unterbegriff zum Spielpartner geschickt. Beispiel Oberbegriff: Lieblingsessen. Zeitgleich mit dem Auseinanderziehen der Seile sagt Spieler A „Pommes frites“. Nun ist die Kugel bei Spielerin B. Diese schickt die Kugel dann z. B. mit einem „Lasagne“ wieder zurück.

Grundidee: ▶ **Koordination**

Bewegung	**Redefluss**
Durch die Zeitgleichheit des Bewegungs- und Sprechbeginns den Äußerungsbeginn erleichtern	Durch die Zeitgleichheit des Bewegungs- und Sprechbeginns den Äußerungsbeginn erleichtern

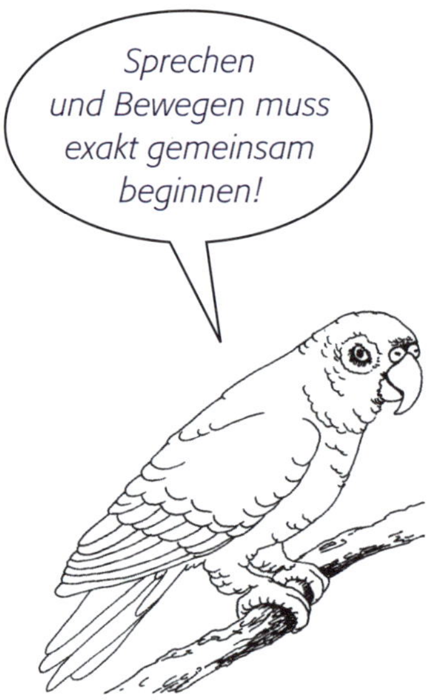

Tipps, Varianten, Anschlussübungen:

- Der Erfolg der Übung hängt stark von der Zeitgleichheit des Einsatzes von Bewegung und Sprechen zu Beginn ab.
- Die Übung kann von der linguistischen Komplexität fortlaufend gesteigert werden (siehe folgende Seite).
- Bei manchen Kindern ist es sinnvoll, dass das Sprachmaterial vor dem Spiel besprochen wird.

Material:

Strandspiel „Boing“, Ideenpool mit Sprachmaterial

60 Ideenpool Sprachmaterial zu „Boing“, geordnet nach linguistischer Komplexität

Lautebene	■ Tierlaute ■ denkt an ein feines Essen ■ ahmt Naturgeräusche nach ■ ahmt Fahrzeuge nach
Silbenebene	■ Gefühlsäußerungen ■ Silben, die mit einem bestimmten Konsonanten beginnen (Bsp. alle Silben mit ‚B‘) ■ Silben, die mit Vokalen beginnen
Silben-Wort-Ebene	■ zweisilbige Wörter werden silbenweise gesprochen (Spieler A: „Au“ Spielerin B: „to“) ■ Steigerung mit mehrsilbigen Wörtern ■ Wörter in einer Schulfremdsprache (Bsp.: Englisch)
Wortebene	■ Lieblingsessen ■ alles was hier im Raum aus Holz, aus Plastik ist ■ alles, was ich in der Schule blöd finde ■ Lieblingssendungen im Fernsehen ■ Namen der Familienmitglieder, der Klassekameraden, von Freunden aus dem Sportverein … ■ Tiere ■ alles, was in meiner Schultasche ist ■ Sportarten ■ Sänger und Sängerinnen ■ Schauspieler und Schauspielerinnen ■ Automarken ■ Fußballer/ Sportlerinnen ■ Städte/ Dörfer ■ Länder
Reihensatz (Bewegungsbeginn mit *erstem* Wort der Äußerung)	■ Ich … gerne. ■ Ich … nicht gerne. ■ Ich wünsche mir … ■ Heute habe ich … ■ Stottern ist …
Reihensatz (Bewegungsbeginn auf dem *dritten* Wort)	■ In der Schule … ■ In den Ferien … ■ Mit meinen Freunden …
Assoziationen	■ Was gefällt mir/gefällt mir nicht in der Schule? ■ Was machst du gerne in den Ferien? ■ Wie sieht dein Zimmer zu Hause aus? ■ Stottern

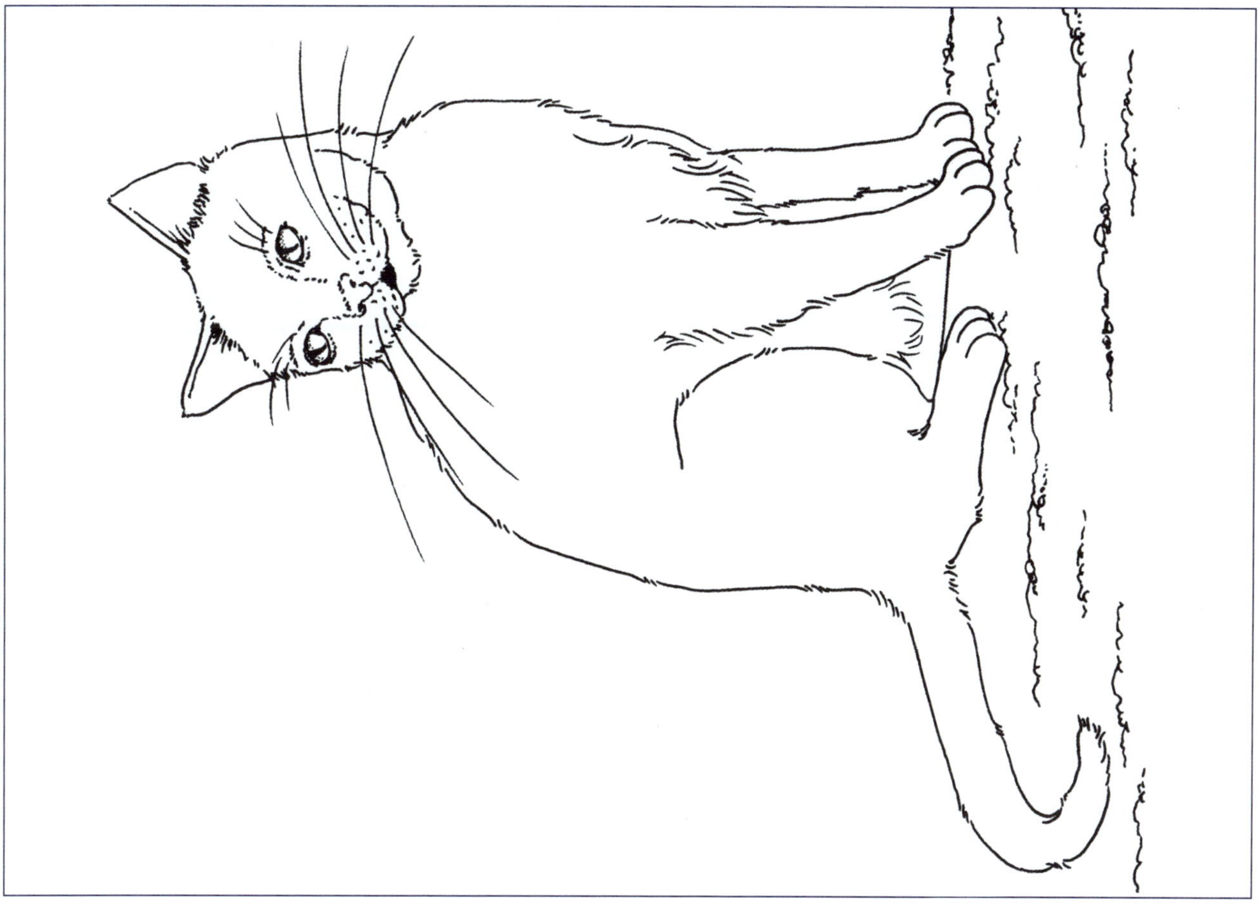

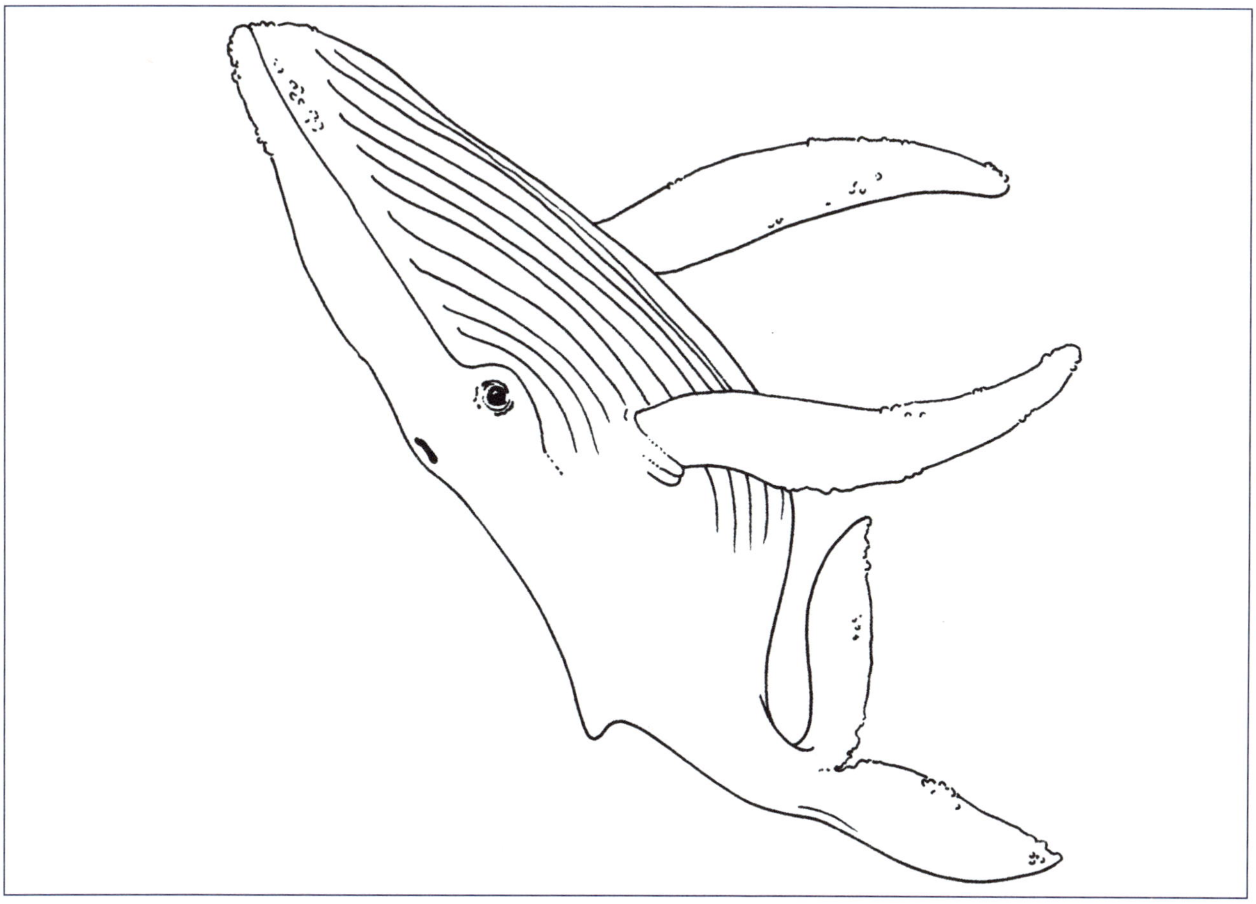

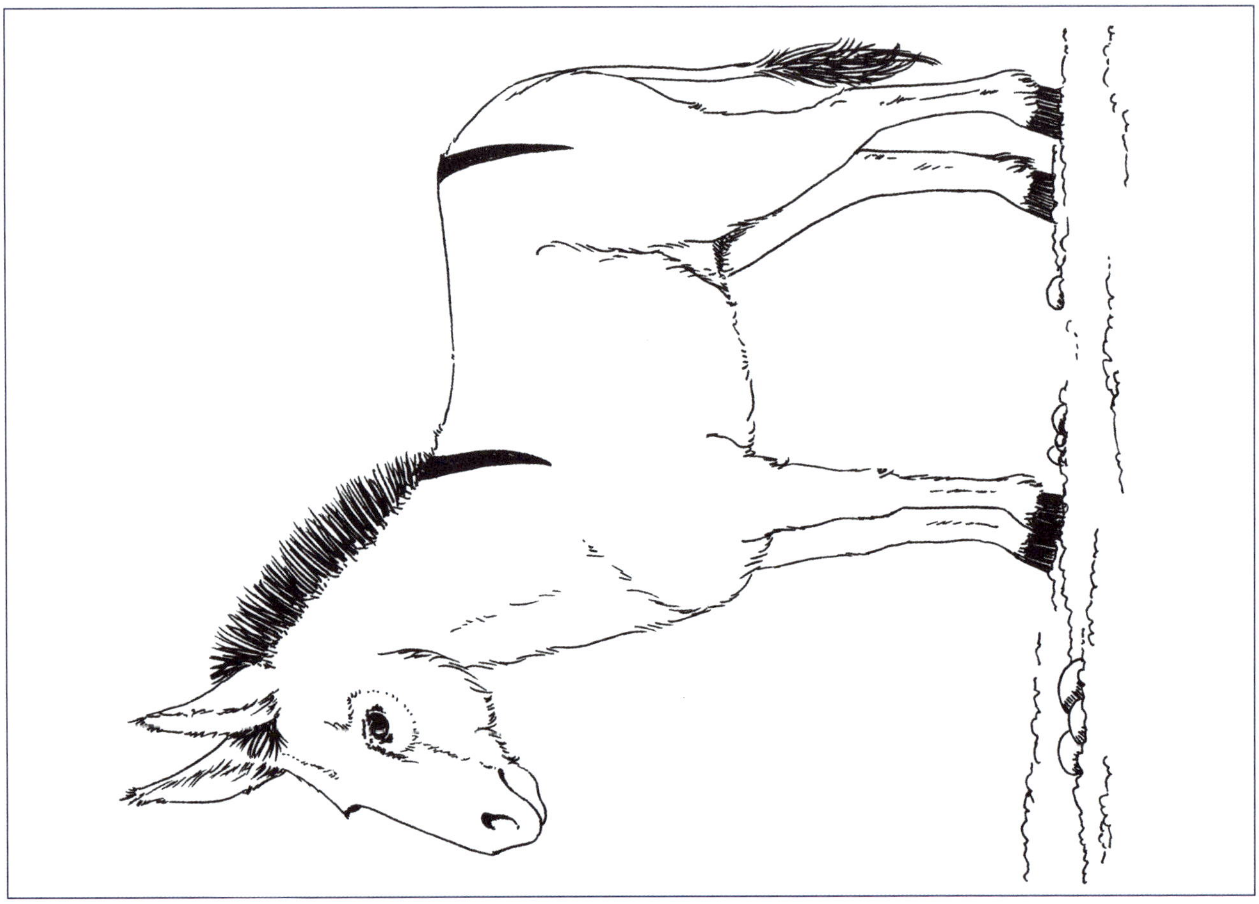

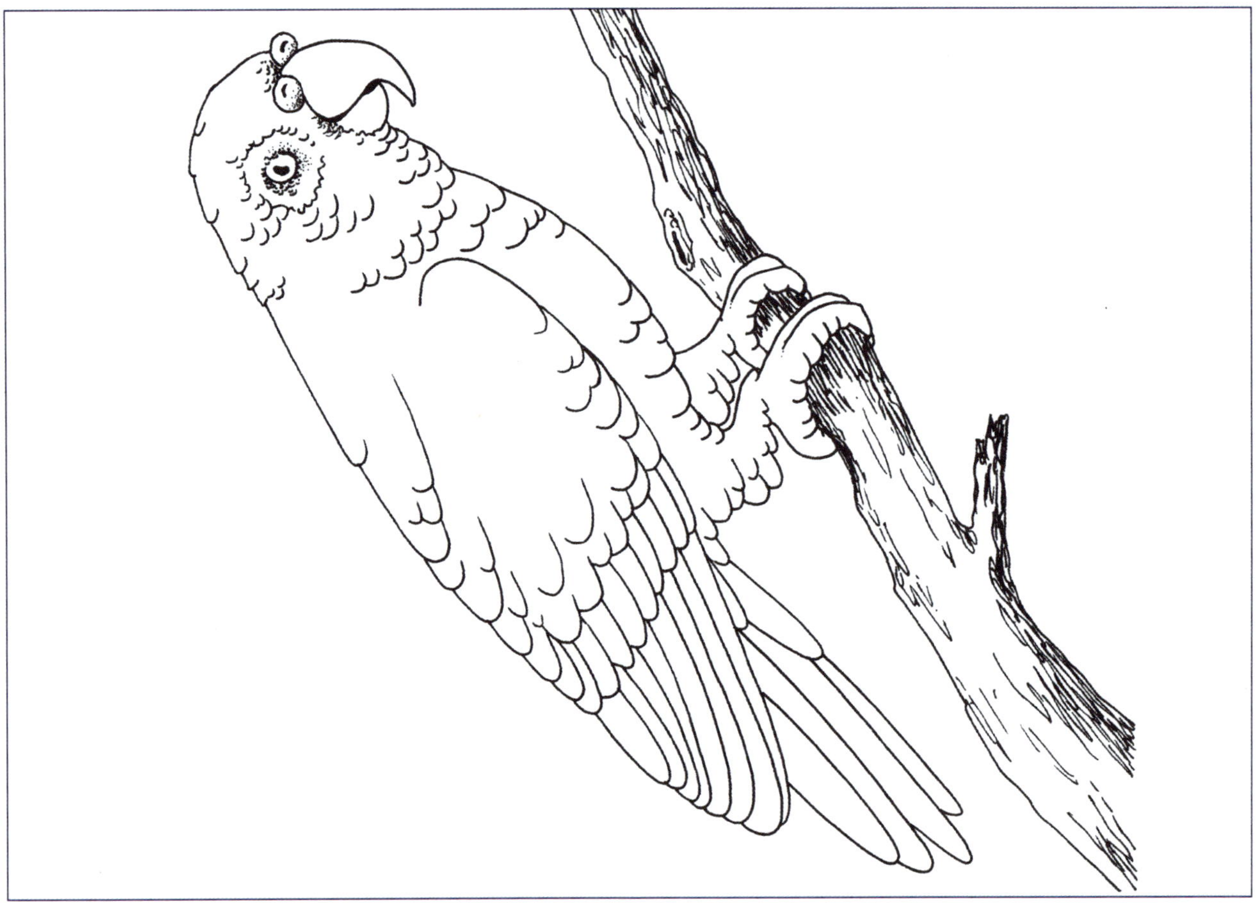

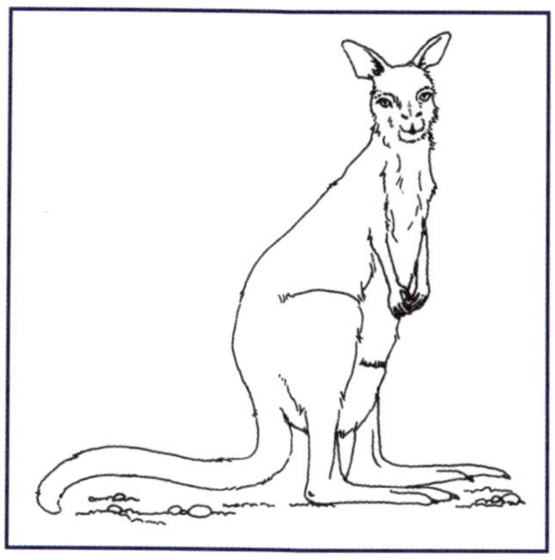
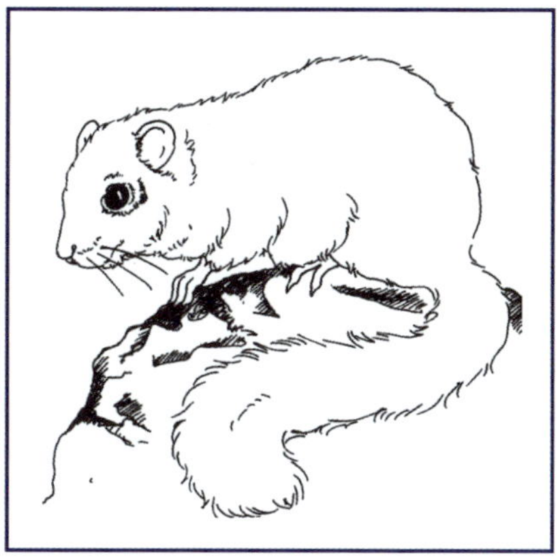
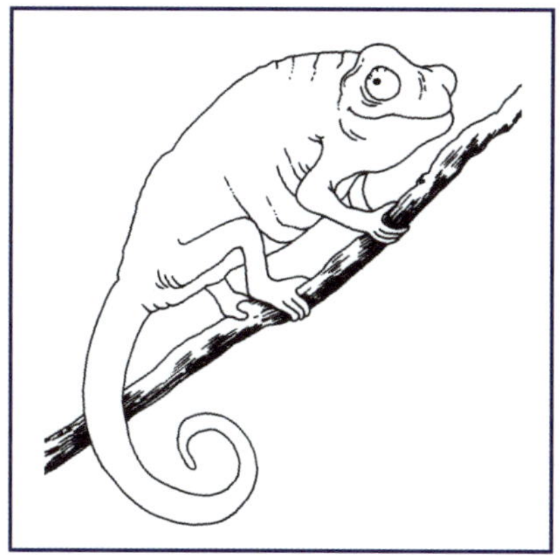
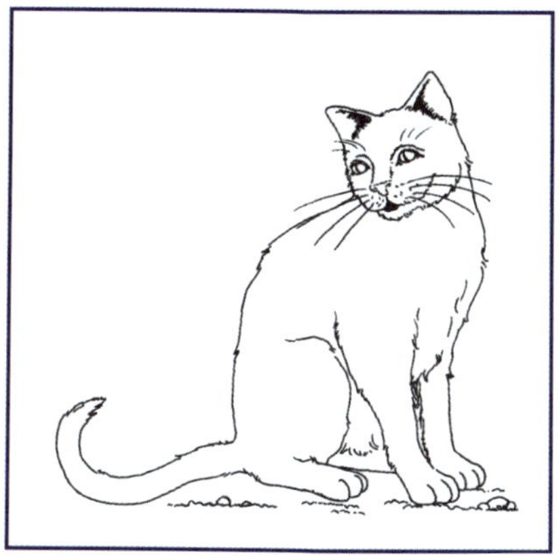
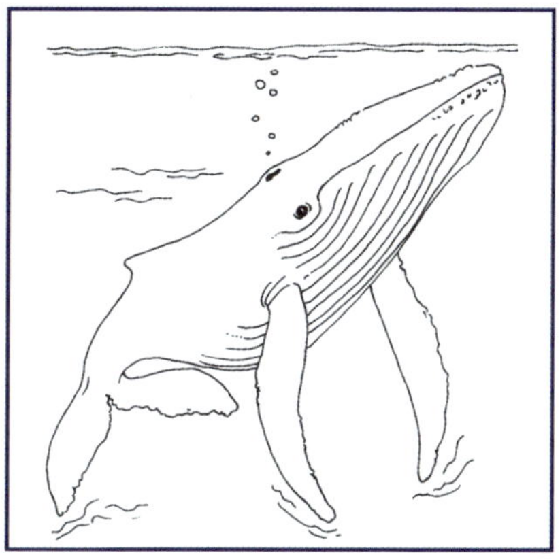
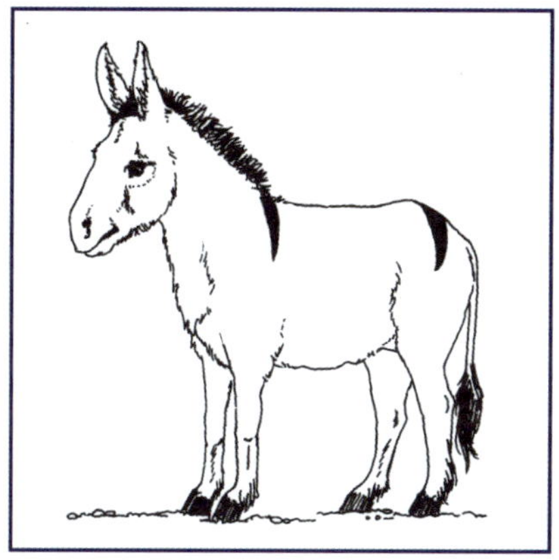
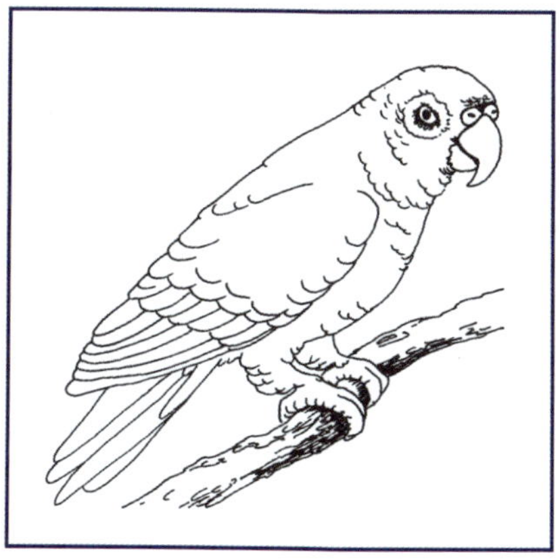